まえがき

　現代を生きる私たちは多種多様な情報が行き交う日常を過ごしています。また，近年のインターネットやSNSの浸透により，誰もが自分の伝えたいことや考えを気軽に発信できるようになりました。

　一方，仕事や職場で自分の意見を述べたり，考えを伝えたりする場面ではそうはいきません。ましてや業務として課せられる文書を作成する作業は，時間的にも精神的にも負担となり，むしろ煩わしさすら感じてしまいがちです。

　さて，看護師をはじめとする看護職のみなさんは，異業種の人間が抱く一般的な看護業務のイメージからは想像もつかないほど，多種多様な文書の作成に日々追われています。そうした内実を知った私は，看護職のみなさんの多くが感じている，書くことに対する苦手意識や労力をなんとか軽減できないだろうか，と長らく考えてきました。その思いを形にしたものが本書です。

　本書は，繁忙な職務に従事する，主に看護師をはじめとする看護職の方に向け，レポートを効率よく作成するための基本的な知識とスキルをできるだけ要点を絞って伝えることを目的としました。

　まず，書くためには考える力が必要であり，考えるためにはその内容を言葉として表現する力が必要です。つまり，書くことと考えることは切り離せない作業であり，双方で両輪をなすものと捉えます。

　そこで，本書が重視するのは論理的思考です。論理的思考は，自分の考えを述べたり，問題解決を図ったりするときのベースとなる考え方です。本書では，レポートを書く一連の作業にも論理的思考のエッセンスを取り入れることに重点をおきました。

　本書を手に取ってくださったみなさんが，少しでも前向きな気持ちで書く作業に取り組んでもらえるよう，心を込めて執筆しました。本書がみなさんの文章・文書を書くときの一助となれば幸いです。

本書の構成

　本書では，わかりやすく説得的な文章・文書を書くときに必要な知識やスキルの基本を解説しています。

　本書は，大きく7つの章から構成されます。

　第1章では，書く作業のベースとなる論理的思考と論理力について解説します。また論理的思考を理解するにあたって，実践で活用できる概念やツールを利用し，スキルとしての定着をはかります。

　第2章では，レポートと同様の構造をもつ意見文をとりあげます。意見文は，自分の考えや主張を他者にわかりやすく説得的に伝える文章の基本です。簡単に書けそうに思える意見文ですが，実は論理力をしっかりと働かせて作る必要があります。意見文を正しく書くための方法を丁寧に解説します。

　第3章では，レポートの書き方を解説します。まず，書く前の心がまえにはじまり，それにふさわしい文体や形式を確認します。できるだけ効率よく，よいレポートが書けるよう，正しい手順を学びます。

　第4章では，わかりやすい説得力のある文章・文書の原則や形式を説明します。

　第5章以降は，より具体的なスキルの説明を加えた実践編としました。第5章では，レポートの点検や添削のときだけでなく，情報を収集する際にも活用できる読み方を解説します。

　第6章は，記述力の強化をはかるために，まずはレポートにおける文章表現力とは何かを説明します。文の構造・文法・作文の基本を解説した上で，適切で的確な語句の使用について解説します。

　第7章では，レポートの点検・添削作業についてルーブリックを活用するなどしたワークを通じて実践します。

　本書はコンパクトなハンドブックとして，できるだけ要点を絞りながらも，具体的な事例・例題・フォーマットを提示することでわかりやすい解説に努めました。また，ワークという形で知識やスキルが定着するよう工夫しています。

目　　次

第 1 部　基礎編

第 1 章　論理的思考の基本理解 ———————————— *3*

第 2 章　意見文の作り方 ———————————————— *17*

第 3 章　レポートの書き方 ——————————————— *35*

第１部　基礎編

1 論理的思考の基本理解

■1-1 論理とは

　普段の生活の中で，「**論理**」という言葉を使う機会は少ないと思いますが，「あの人は論理的な人だ」とか，「論理的に考えなさい」といったように用いられることがあります。

　そもそも論理とは，どのような意味をもつ語なのでしょうか。

　論理という語は，言葉，言語，理由，理性，説教といった広範な意味をもつ古典ギリシア語の「ロゴス」に語源をもちます。論理は，辞書的な定義[1]として，次のように説明されます。

> ①議論・思考・推理などを進めていく筋道。思考の法則・形式。論証の仕方。
> ②物事の中にある道理。また，事物間の法則的なつながり。
> ③論理学の略。

　この定義の内容は，ギリシャ時代から中世にかけて西洋哲学において発展した「**論理学**」に由来します。論理学とは，論理を成り立たせる論証の構成およびその体系を研究する学問を指します。簡単にいえば，論理学とは，何が正しい推論で，何が誤った推論であるかを定めるもの（飯田，2019: 2）です。数限りなく存在する推論について，「正しい／誤っている」という境界を定め，それらの推論がどのような要素で成り立ち，またそれらの要素がどのように組み合

---

1) 『精選版日本語大辞典』コトバンク〈https://kotobank.jp/word/%E8%AB%96%E7%90%86-664154（最終確認日：2022年10月26日）〉

わさっているのかを明らかにするのが論理学の目的です。

　本書では，この学問体系としての論理学に踏み込み，詳しく説明することはしません。ただし，現代の論理学のエッセンスは取り入れながら，「**考える**」，「**書く**」という場面で必要とされる「**論理的思考**」について理解を深めたいと考えます。

▌1-2　論理的思考とは

> ### ワーク1
> あなたの考える論理的思考とはどのようなものですか。また，この思考は，どのような状況や場面で必要だと考えますか。

　近年，論理的思考の英語訳である「ロジカル・シンキング」をタイトルに含むビジネス書が数多く出版されています。ビジネスパーソンにも必要なスキルとして着目される，この論理的思考とは一体どのような思考を指すのでしょうか。

　一般的に，論理的思考というと，何か特別な難しい思考を想像しがちですが，具体的な考え方や行動として示すとそれほど難しい内容ではありません。

　以下に示すリストは，「**論理的思考ができる人の特徴**」を示します。このように，具体的な状況での思考や行動に落とし込むと，それがどのような思考を意味するのか，イメージしやすくなります。

　ここにあがったすべての項目が，問題解決や書く作業に関連する内容であることは，本書を通じて少しずつ理解できると思います。

論理的思考ができる人の特徴（Ennis, 1991: 8）

- ☐ 相手が伝えたいことを明確に理解できる
- ☐ 結論と課題を分けて，頭の中を整理できる
- ☐ 全体を俯瞰して物事を判断できる
- ☐ 根拠を探しつづけ，明確にできる
- ☐ 十分に情報を得ようとする
- ☐ 他の選択肢を探す
- ☐ 置かれている状況の中で，できる限り正確にこなす
- ☐ 反省できる
- ☐ 偏見で物事を見ない
- ☐ 証拠と理由が足りないときは，判断を保留する
- ☐ 証拠と理由がそろったら，行動する

ワーク2

あなたの普段の仕事の場面での考え方や行動を思い浮かべ，「論理的思考ができる人の特徴」の項目であてはまるものにチェック✓を入れてください。

　さて，論理的思考というのは，数ある思考法のうちの一つにすぎません。最近ではビジネススキルとして，数多くの思考法が紹介されています。

　たとえば，仮説思考，批判的思考，問題解決思考，水平思考，図解思考，逆説思考，ゼロベース思考，メタ思考など，さまざまな種類のものが挙げられます。これらの思考法は，アイデアの発想，情報の分析をはじめ，問題の原因究明や解決策の提案をするとき，考え方の枠組みや手法として示されます。ただし，○○思考と称するまでもなく，これらの思考は，すでに普段の私たちの考え方や行動に組み込まれていることも少なくありません。

　たとえば，私たちは，何か問題が起こったとき，その状況の情報を集め，整理し，分析した結果，何らかの行動を起こします。これら一連のプロセスでは，何らかの思考の枠組みやパターンに基づく状況判断がなされ，解決に至ります。

　逆にいえば，先のさまざまな思考法を知ることで，自分はどのような枠組みで物事を捉え，行動しているのか，自覚する手がかりになるかもしれません。

いずれにせよ，論理的思考は，数ある思考法の中でもっとも初歩的な，基本中の基本であることに加え，決して難しい考え方ではなく，私たちの日常で頻繁に活用されている，身近な考え方だと理解しましょう。

■1-3　論理的思考をシンプルにとらえる

論理的思考はもっとも基本的な思考法であり，問題解決や書く作業では必須のスキルだと指摘しました。そこで，論理的思考をできるだけ実践へとつなげられるよう，シンプルにとらえていきたいと思います。

私たちは，何かを考えたり，表現したりするとき，言葉を使います。この言葉を通じた活動は，言語活動と呼ばれます。たとえば，「コミュニケーションを円滑にする」「気持ちを伝える」「事実や情報を伝える」「考えや意図を伝える」「相手の行動を促す」といった一連の行為は，主に言語活動を通じておこなわれます。社会生活や日常生活において欠かせない営みである言語活動と論理的思考は，深く結びついています。この言語活動では，リテラシーと呼ばれる，いわゆる読解記述力が重要です。また，この力は"国語力"と言い換えることもできます。

では，リテラシーとは一体どのような力なのでしょうか。近年の中学校国語科の学習指導要領では「伝え合う力を高める」と「思考力や想像力を養う」ことを目標とします。伝え合う力とは，「人と人との関係の中で，互いの立場や考えを尊重し，言語を通して正確に理解したり，適切に表現したりする力」を意味し，一方，思考力とは「言語を手がかりとしながら論理的に思考する力」と説明されます（文部科学省，2017: 12）。

中学1年生では「筋道立てて考える力」を学び，2，3年生になると，「自分の立場や考えが明確になるように，根拠の適切さや論理の展開などに注意して，話の構成を工夫すること」（文部科学省，2017: 28）を学びます。本書が求めるリテラシーや国語力とは，基本的に今までみなさんが学校などで勉強してきたことと同じレベルのものだと考えてください。

さて，ここで論理的思考と似た意味をもつ，言葉の理解や運用に関わる「**論理力**」と呼ばれる力にも注目したいと思います。

　哲学者・論理学者である野矢茂樹さんの著書『論理トレーニング』は，長年のベストセラーとなっている本です。その中で野矢さんは，**「論理とは，ことばが相互に持っている関連性にほかならない」**（野矢，2006: 2）と説明します。また，**論理力は思考力そのものではない**と強調した上で，次のように述べます。

　　思考の筋道をそのまま表すのではない。思考の結果を，できるだけ一貫した，飛躍の少ない，理解しやすい形で表現する。そこに，論理が働く。（野矢，2006: 2）

　この指摘は，意見や考えを伝えるときの大切な点に触れています。つまり，意見や考えを伝えるときには，相手にどのように伝えたいのか，どのように働きかけたいのかを念頭におき，相手が理解しやすい表現とするよう説いているのです。
　一方で，論理力には，相手からの言葉や文章を受け取る力も含みます。そこで，本書では論理力を次のようにシンプルに定義します。

①考えを明確に伝える力
②伝えられた考えを明確に受け取る力

　「考えを明確に伝える力」とは，**「思考の結果をできるだけ一貫した，飛躍の少ない，理解しやすい形で表現する力」**です。「伝えられた考えを明確に受け取る力」とは，**「表現されたものをきちんと読み解く力」**です。もう少し丁寧にいえば，議論全体の方向や筋道を的確に読み取り，理解し，評価することを意味します。
　たとえば，共感や感情のやりとりを目的とするおしゃべりの場合は，論理をさほど気にする必要はないでしょう。しかし，職場や仕事では，そうはいきません。自分の考えを，わかりやすく相手に説明することや，相手が伝える内容をできるだけ正確に捉えなくてはならない場面が生じます。そのような場

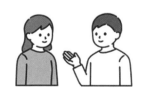

面でうまく説明できなかったり，相手の言うことが理解できなかったりするのは，論理力が十分に働かなかったからだといえるかもしれません。

　考える，書くといった作業では，必ず言語を使用します。その意味では，論理力を習得することが，これらのスキルの向上につながるといえるでしょう。

▌1-4　論理力を試そう

例題 1

次の文が論理的かどうか考えてください。どこかおかしい点があれば指摘してください。

ヒット商品を生み出すためには，細かい規則に縛られず，自由に過ごせる社風が重要だ。なぜなら，自由な風土こそが，ヒット商品を生み出すために重要な要素だからだ。

　この文は，循環論法という間違った論理で書かれています。理由を述べる「なぜなら」という接続詞があるため，後半の文には，理由にあたる内容が含まれないといけません。しかし，後半の文は，前半の文の主張を言い換えて述べるだけで，根拠となる事実は示されません。

　論理力とは，このような誤った論理を見抜き，議論全体の方向や筋道を的確に読み取り，評価する力でもあります。短い文でも，言葉で説明された事柄の順序，原因と結果などの関係を見つけ，そこに矛盾や飛躍が生じていないか，丁寧に読み解くことが論理力を養う練習になります。

> **ワーク3**
>
> 以下の文は論理的かどうか考えてください。論理的でない文にチェック✓
> を入れてください。
>
> □　昔からのやり方の方が今のやり方よりも優れている。
>
> □　日本人は論理性が弱い。
>
> □　もし消費税を5%にすれば，やがては10%になり，そしてついには
> 　　15%にまで上がり，大変なことになる。
>
> □　彼は人格者だから，会社を倒産させることはない。
>
> □　防衛費を増額するか，国を弱体化させるかのどちらかだ。

■1-5　論理的思考の活用法

1　ミッシー

　問題解決や書く作業に取り組むとき，情報を分析し，整理する場面が必ず生
じます。そのとき，論理的思考を働かせ，多種多様な情報を要素に分解したり，
要素同士の結びつきや関係を可視化したりする便利な概念・ツールがあります。

　その一つは，ミッシー（MECE）と呼ばれる，論理的思考の土台となる概念
です。Mutually Exclusive and Collectively Exhaustive の頭文字をとった語で，
「相互に重複がなく，全体が網羅されている」状態を指します。物事を整理する
とき，ある部分が抜けていたり，逆に重複したりすることがあります。ミッシ
ーとはこうしたモレ（抜け）やダブリ（重複）をできるだけ少なくする考え方
や切り口を指します。

　物事の現状や状態を把握するには，まず，どこまでの範囲を対象とするのか，
それは一部か全体なのかを特定する必要があります。また，その範囲内の各要
素と全体との位置関係を明らかにしなくてはいけません。

　ミッシーの概念を用い，図1-1のように，全体を網羅する要素をあぶりだす
と同時に，全体と部分とがどのような関係にあるのかを把握します。

　たとえば，情報を分析するとき，モレがあると，矛盾を指摘されてしまいま

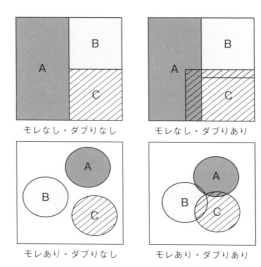

モレなし・ダブリなし　　　　　モレなし・ダブリあり

モレあり・ダブリなし　　　　　モレあり・ダブリあり

図 1-1　ミッシーの概念図

ミッシーを活用するコツ（小林・鐘江，2014: 135)

①モレがないように注意する
　要素や要因をあげられるだけあげる
　重複するものはあとで捨てる

②対象範囲を決める
　捉えようとする対象は範囲や基準を明確にする

③枠組みとそのレベルを決める
　分解する枠組みとそのカテゴリの整理をする
　切り口を混在化させない
　枠組みもさまざまなレベルがあるため，あらかじめ決めておく

す。一方，ダブリがあると，同じ内容の散見により，混乱が生じます。こうした事態を避けるためにもミッシーを活用し，モレやダブリがないか確認します。
　ミッシーを活用する方法は，次の「要素分解」「ステップ分け」「対照概念」（西村，2010: 46–49）が主なものとしてあげられます。活用するときには，「ミ

ッシーを活用するコツ」も参考にしてください。

●要素分解

　対象とする物事の範囲を限定し，その全体像を把握するために，まずはそれを構成する要素を全てあげていきます。たとえば，「文具」を例とすると，それを構成する鉛筆，はさみ，のり，定規，消しゴムなどの要素をあげ，分類していきます。そのとき，モレはないか，ダブリはないかを確認しながら要素を分け，全体を網羅します。

●ステップ分け

　ステップ分けとは，対象とする物事を段階で分類する方法です。主に，「**プロセスに分けて順番に考えていく方法**」と「**時系列に分けて順番に考えていく方法**」があります。プロセスに分けて考える方法は，たとえば，業務の流れや内容をすべて列挙し，モレやダブリがないかを確認します（図 1-2）。

　時系列に分けて考える方法は，時間軸に沿って進む業務の流れや問題について，そのサイクルを可視化し，モレやダブリを確認します（図 1-3）。

●対照概念

　対照概念とは，表と裏，質と量，プラス要因とマイナス要因，メリットとデ

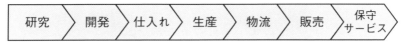

図 1-2　多くの業務を包含するメーカーの業務プロセスの例

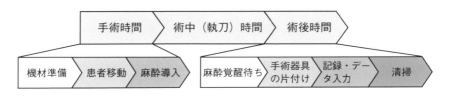

図 1-3　手術時間の時系列プロセスの例

メリット，ソフトとハードといったように，ある物事の要素で対となる概念を探してみる方法です。この方法により，それまで想定していなかった部分を意識できたり，可視化できたりします。性質が違う要素を互いに照らし合わせることで，モレがないかを調べます。逆転の発想とも言われ，正攻法では思いつけない要素を見つけるための有効な手段です。

2　ロジックツリー

ロジックツリー（図 1-4）という，論理展開を構造的に表した樹形図に従って概念化する方法があります。バラバラの概念・事象間の論理的なつながりをツリー状に図示することで，思考の枠組みを整理することができます。

ロジックツリーはさまざまな場面で活用できるとても便利なツールです。**ロジックツリーの主な活用法には「原因追求（why）」「問題解決（how）」**があります。活用するときには，「ロジックツリーを活用するコツ」も参考にしてください。

●原因追求（why）

原因追求のロジックツリーは，ある問題の原因を列挙し，根本的な原因は何かを突き止めます。「なぜ？　なぜ？」という問いを繰り返しながら，原因を掘

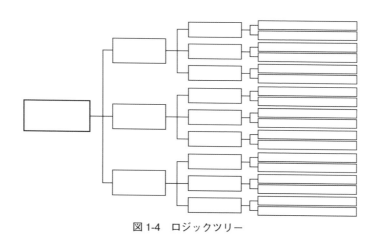

図 1-4　ロジックツリー

ロジックツリーを活用するコツ（小林・鐘江, 2014: 140–142）

①階層構造は上から下へ
　　全体を俯瞰して本質を捉えることができるよう，上位概念から
　　下位概念に到達するよう設定する
　　同じレベルの階層では，同じ分類基準で抽出する

②分岐を増やしすぎない
　　階層の分岐は３〜５つくらい

③ミッシーを意識する
　　ロジックツリーはミッシーを実行するためのツール。同じ階層
　　の要素を同じレベルで，モレなく，ダブりなく抽出する

り下げていきます。

　たとえば，「商品の売り上げの低下」の原因を探るとします。その原因として，まず，２番目の階層に，「商品の魅力の低下（モノ）」「営業力の低下（人）」「販売チャネルの縮小（流通）」といった要素をおきます。

　次に，３番目の階層に，先にあげた「商品の魅力の低下」の原因について「なぜ」と問い，そこで見出した原因をおきます。たとえば，「他の魅力的な競合商品が台頭した」「消費者のニーズが変わった」といったものです。同じく，「営業力の低下」についても「なぜ」と問います。そこで，「営業マンのスキルが低下した」「小売店の店員の販売意欲が減少している」などの原因を考えます。

　このように，「なぜ？　なぜ？」と掘り下げていくことで，見えてこなかった真の原因や考えてもみなかった理由が見つかります。

●問題解決（how）

　問題解決のロジックツリーは，ある問題に対する解決策を抽出するため，「どのように？　どのように？」という問いを繰り返しながら，具体的に実行できるレベルまで掘り下げ，新しいアイデアを見つけます。

　たとえば，「売り上げの低下」の解決策を考えるとします。その策として，まず，２番目の階層に，「商品の魅力の向上（モノ）」「サービスの向上（人）」「販

売チャネルの拡大（流通）」といった要素をおきます。

　次に，3番目の階層に，先にあげた「商品の魅力の向上」について「どのような策を講じるのか，どのように解決するのか」を問い，そこで見出したアイデアなどをおきます。たとえば，「パッケージデザインを刷新する」「広告イメージを高める」といったものです。次の「サービスの向上」も同様に考えます。そこで，「店頭でキャンペーンをおこなう」「アフターサービスを充実させる」などとアイデアを出します。

　このように，「どのように？　どのように？」と掘り下げていくことで，解決にむけた具体的な内容や有力な策が明確になります。

　これらのロジックツリーは，グループワークによるアイデア発想やブレインストーミングのツールとしてもよく使用されます。

　ミッシーやロジックツリーを作成するとき，**4M**（人 = Man，機械 = Machine，材料 = Material，方法 = Method），**6W2H**（なぜ = Why，誰が = Who，何を = What，どこで = Where，いつ = When，誰に = Whom，どのように = How，いくら = How many，How much）などの切り口を参考にするとよいでしょう。

実践　ロジックツリーを活用してみよう！

次の「お題」について，ロジックツリーを活用して，原因追求と問題解決の双方を考えてみましょう。できれば他の人と協力していろいろなアイデアを出してみましょう。

A　ご飯（白飯）が美味しくない。
B　院内でインシデントレポートを作成する習慣が定着しない。
C　部屋が片付かない。

Column

「万学の祖」と称される古代ギリシャの哲学者アリストテレス。

彼の師であるプラトンは，対話による真・善・美を探求するスタイルをとりましたが，弟子のアリストテレスは，万物の事象の法則や真実を導き出そうと，三段論法をはじめとする多くの理論を提唱します。これが論理学の発祥となり，長い年月を経て，学問として体系化されました。

アリストテレスの思想は，西洋思想のみならず，近現代の哲学や論理学にも大きな影響を与えています。たとえば，アリストテレスの三段論法は，推論の規則として最も有名なものです。

1 段目「鳥は卵を産む」（大前提）
2 段目「ペンギンは鳥である」（小前提）
3 段目「だからペンギンは卵を産む」（結論）

正しく結論を導くために，大前提として全体のことを言い，次に小前提として一部のことを言い，最後に結論を導きます。このような推論の形を演繹的推論といいます。

一方，詭弁という，説得を目的とする，間違った推論や誤りを正しいと思わせるように仕向ける議論として，以下のような論法も存在します。間違って自分が使わないよう，また使われても気づくようにしましょう。

誤った論法の例 （木南，2008: 39）

循環論法	言葉を変え，同じことを繰り返す
飛躍一般化論法	不十分な例や過度な一般化で結論づける
桶屋論法	時間的前後関係を因果関係と混同する
すべり坂論法	最初の一歩が次々にそれに続く過程に巻き込まれる

因果欠如論法	関係ないことを結びつけようとする
話題そらし論法	触れられるとまずい話題，批判から注意をそらす
飛躍類推論法	強引な類推によって結論を導き出す
伝統重視論法	昔からあるから良い，正しいとする
偽りのジレンマ論法	強引な二極分化，他に選択肢がないようにする
大衆意見による 正当化論法	皆がそういっているから正しいとする
人格攻撃論法	人格を攻撃することによって意見を叩く
権威盗用論法	関係のない分野の権威を引用して説得しようとする
連座論法	関連が薄いが連想で飛躍させて結びつけようとする

2 意見文の作り方

■2-1　意見文の基本

　ある事柄や問題に対して，自分の考えを述べる文章を一般的に「**意見文**」といいます。意見文は「**話題**」「**理由**」「**主張**」の3つの要素から構成されます。この意見文の構造は，自分の考えや主張を伝える目的をもつ文章の基本型です。

　まず，「**話題**」とは，**中心となるテーマ**で，**問われている問題**を意味します。「**理由**」とは，**ある主張をするとき，なぜ自分の主張が正しいといえるのかを証明する内容**です。「**主張**」とは，**話題に対する答えとして自分がもっとも言いたいこと**です。

　意見文では，図2-1のように，3つの要素がそれぞれ適切な説明で記述され，不備なく表現されなくてはいけません。

　まず，意見文では，ある話題について自分はどのように主張するのかを決めます。たとえば，話題は「日本における高齢化の進展」だとします。意見文では，この事象に対する自分の考えや主張を表明しなくてはいけません。そして，なぜそのように考えるのか，といった理由を述べます。この理由には，客観的な事実としての根拠を最低一つは含む必要があります。また，主張と理由は，強く結びついて示されます。

　第3章でも詳しく説明しますが，レポートという文書は，あるテーマに対す

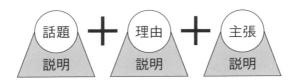

図 2-1　意見文を構成する 3 要素

る主張を，適切な根拠に基づく理由とともに述べるという形式をとります。

　つまり，レポートの大まかな骨格は意見文と同様です。また，レポートの土台を組み立てるときに，「**主題文**」という短い文章を作成しますが，この文の構造は，意見文と同じです。

　したがって，**意見文を正しく作る**ことは，レポートを書くにあたっても必須のスキルといえるでしょう。

■2-2　事実と意見を区別する

> **例題 1**
> 次の 2 つの文は，どのように違うのか考えてください。
> A　日本では高齢化が進展している。
> B　日本で高齢化が進展しているのは問題だ。

　意見文だけでなく，客観的な内容を原則とする文書では，事実と意見は明確に区別され，記述されなくてはいけません。**事実とは「その内容が本当かどうか，客観的に確かめることができる内容」**です。一方，**意見とは「書き手の考え（判断や推測も含む）を表す内容」**です。つまり，意見を述べる場合，そう思う人もいるが，そう思わない人もいるということを常に念頭におきます。

　例題の A の文は事実（情報）を，一方，B の文は意見（判断）を述べています。B の文は，「問題である」という主張を含みます。したがって，なぜ「問題だ」と考えるのか，その主張の正当性を示す理由を明確に述べる必要があります。

　そこで，たとえば，「社会保障費の負担が増大し，国家予算を圧迫しているから」，あるいは「社会保障制度の至るところに綻びが生じているから」といった理由を示す内容が加われば，読み手にも説得力をもつ形で，主張が明確に伝わります。

例題2

次の3つの文を読み，それぞれの「話題」「理由」「主張」を見つけてください。また，どの文章が説得的かを考え，その理由も説明してください。

A　最近，中学生の学力が低下しているというニュースを耳にした。私は，中学生にもっと勉強させるべきだと思う。学力が低下してしまっては，将来，いろいろ困ることが出てくるからだ。

B　最近，中学生の学力が低下しているというニュースを耳にした。それらのニュースでいう学力とは，どうやらテストの成績という意味のようである。私は，中学生にもっと勉強させるべきだと思う。基礎的な知識が不足していては，将来，いろいろと困ることが出てくるからだ。

C　最近，中学生の学力が低下しているというニュースを耳にした。それらのニュースでいう学力とは，どうやらテストの成績という意味のようである。ニュースでは，その一例として，国際学力調査で日本の子どもの読解力が低下していたということが紹介されていた。
　　私は，中学生にもっと勉強させるべきだと思う。外国の子どもに比べて，基礎的な知識や読解力が不足していては，将来，いろいろと困ることが出てくるからだ。

（名古屋大学教育学部附属中学校・高等学校国語科, 2014: 43-44）

　A，B，Cの文はいずれも，「話題」「理由」「主張」はすべて同じですが，どの文章が説得的であったでしょうか。言うまでもなくCの文です。

　話題のキーワードである「中学生の学力の低下」について，まず，AやBの文では，「学力」とはどのような力を指すのか，どの科目や分野の学力を意味するのか不明瞭です。また，「学力の低下」という事態は何を基準に比較しているのか，どの程度を「低下」と判断するのかはっきりしません。さらに「いろいろと困ること」とは具体的にどのようなことを指すのでしょうか。これらの疑

問に対して，一定の定義がなされ，説明されているのはＣの文です。

このように，主張や理由を説明する事実は，より正確で具体的であるほど説得的であることがわかります。

ただし，意見をより正確に説得的に述べようとすると，必然的に情報量は多くなり，文字数も多くなります。そこで，第１章でも学んだ，論理的思考を働かせ，情報を選択したり，優先順位をつけたりする作業が重要になるのです。

▌2-3 「話題」の作り方

意見文の一つ目の要素，**「話題」**の作り方からみていきましょう。

普段の会話の場面を思い返してみましょう。人との会話では，お互いの知識や経験，思ったことなど，さまざまな情報を織り交ぜながら進みます。おしゃべりに興じるあまり話題が脱線したり，何について話していたのか話題を見失ったりすることもありますが，何かしらの話題に沿って進行します。こうした何気ない会話でも，意識せずとも中心となる話題が存在しています。

一方，自分の考えや主張を表明する意見文では，話題は明確に設定されます。そして，その内容は，他の要素である主張や理由としっかりと結びつかなくてはいけません。

「話題」は意見文の出発点にあたります。意見文では，主張や理由が，出発点となる話題から外れていないか，違う方向に進んでいないか，繰り返し立ち戻り，確認します。

1 「話題」を絞り込む

意見文の出発点となる話題をどのようにとらえるべきか考えるために，例として，「看護師の離職」についての意見文を考えてみましょう。

この「看護師の離職」という事象や問題は，看護職のみなさんにとっては自身の経験や身近な事例も豊富にあり，考えやすい内容かもしれません。たとえば，離職の原因は何だろう，医療現場にどのような影響を及ぼしているのだろう，どのような解決策があるだろう，などさまざまな疑問が浮かぶと思います。

このように，さまざまな切り口から取り上げることが可能な話題については，

それらの切り口を絞り込む作業が必要です。話題の中から，しっかり考えてみたい，自分の考えを他の人にも伝えたい，他の人と議論したいと思えるような一つのトピックを選びとる必要があります。この絞り込む作業は，「話題」から「論点」を定めることを意味します。

2　「話題」を問いの形にする

　「話題」を絞り込むにあたり，重要なポイントがあります。それは，**「話題」とは，意見文において「中心的に論じられる問い」であること，つまり，「話題」は疑問文の形でまとめられる**，という点です。

　では，「看護師の離職」という話題を問いの形にしてみましょう。

> 問い：看護師の離職はどのような現状か
>
> 答え：2019 年の既卒採用者（新卒ではない看護職経験者）の離職率は，16.4%と 1.3 ポイント減少した一方，正規雇用看護職員・新卒採用者の離職率はそれぞれ 0.8 ポイント上昇し，正規雇用看護職員 11.5%，新卒採用者 8.6%となった＊。
>
> ＊ 日本看護協会広報部（2021: 1）

　問いに対して，答えは正しい内容として示されます。ただし，この答えの内容は，事実でしょうか，それとも意見でしょうか。上の答えでは，看護師の離職の現状について離職率という客観的なデータを用いて，事実を説明しています。しかし，この答えは，自分の考えや主張を含んでいないため，意見文としてはふさわしくありません。

　意見文としてふさわしい答えが導けないのは，そもそも問いの中に考えや主張を述べる内容が含まれていないこと，つまり，問いの立て方がよくなかったからだといえます。

3　「話題」にキーワードを加える

　では，先の問いの立て方を変えてみましょう。まず，情報を整理し，答えの

中に含められそうなキーワード「原因」「影響」「解決」を加え，問いの形にしてみました。

> **問い**：看護師の離職の**原因**は何か→「原因は○○である（と考える）」
>
> **問い**：看護師の離職はどのような**影響**を及ぼしているか
> →「○○において深刻な影響を及ぼしている（と考える）」
>
> **問い**：看護師の離職を**解決**するにはどうすればよいか
> →「解決にむけて○○すべき（と主張する）」

　このような問いにすれば，自分の考えや主張に結びつく見通しが立てられそうです。つまり，話題を問いの形に落とし込むことで，話題が絞り込まれ，とりあえず出発点が設定できました。ここで，とりあえずと強調したのは，いろいろと調べたり，考えたりする過程で，別のキーワードや問題が浮上するなどして，問いを変える場合もあるからです。

　ここまで確認してきたように，意見文では，広すぎる話題を設定しないよう留意する必要があります。

　レポートでも「○○について」というテーマやタイトルをよく見かけます。たとえば，「日本の高齢化の進行について」と「日本の高齢化の進行が地域医療に与える影響について」では，どちらが話題としてわかりやすいでしょうか。言うまでもなく後者の方が具体的な内容を示しているため，論点が明確となり，読み手にも理解しやすい内容となります。

　意見文では，話題のどこに，何に焦点をあてるのか明確にします。「○○について」といった，漠然とした話題の作り方は避けるようにしましょう。

▋2-4 「主張」の作り方

　次に，意見文の中でもっとも重要な要素である「主張」の作り方をみていきましょう。話題を出発点とすれば，「主張」は目標とする到達点（図 2-2）です。そして，「主張」は問いに対する答えであり，意見文の中で「自分がもっとも言いたいこと」にあたります。

1　「主張」は目標とする到達点

　国語のテストでも「筆者のもっとも言いたいことは何か」というおなじみの問題があります。意見文では，この「もっとも言いたいこと」が主張にあたる部分として明示されなければいけません。

　しかし，話題（問い）に対する主張（答え）がずれていたり，噛み合っていなかったりする場合があります。これは的確に話題をとらえていないために生じるミスです。

　また，先の例題でも確認したように，話題を「看護師の離職について」などと設定すると，主張とのずれが生じる原因になるため気をつけましょう。主張と話題はセットであることを常に意識し，先にも述べたように，主張が話題から外れていないか，違う方向に行っていないか，両者の結びつきを確認する作業を繰り返すことが重要です。

2　「主張」の書き方

　意見文の目的は，読み手に対して，自分の考えや主張を説得的に伝えること

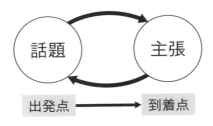

図 2-2　話題と主張の関係

です。そのため，まずは，誰にどのように伝えるかをある程度考慮しなくては
いけません。つまり，伝える相手の立場や知識などを考慮し，主張が通じるか
どうかも検討します。

　たとえば，伝える相手が同業者であれば，専門用語を使用したり，説明を省
いたりしても意味は通じます。しかし，そうでない相手の場合，その人に理解
できる語彙や知識を用いて説明する必要があります。

　次に，主張を述べるときには，**個人の感情や判断を含む表現に注意**します。
個人の主観を含む表現は，次のような文末表現によくあらわれます。

> 要求：「〜べきだ」「してほしい」
> 欲求：「〜したい」
> 価値判断：「〜がよい」
> 推量や予測：「〜だろう」「ちがいない」

　状態を表す形容詞，形容動詞，副詞の中にも，価値判断を含む語や表現があり
ます。たとえば「良い／悪い」「美しい／醜い」「優れた／劣った」「適切な／不
適切な」などです。これらの語や表現には，書き手の感覚や価値観が含まれま
す。そのため，主張の中で用いる際には，その根拠となる基準を明確にします。

　とくに主張の中で用いる語は，一義的である（意味が一つに定まっている）
ことが重要です。多義的な言葉を用いると，読み手の価値観や立場によって書
き手の主張がいろいろな意味に解釈されてしまう危険性があるからです。言葉
の多義性は，豊かな創造性やコミュニケーションをもたらしますが，一方では，
曖昧さを生じさせ，誤解を招く原因となります。したがって，主張の中心とな
るキーワード・概念は明確に「**定義**」することが必要です。

　ただし，定義するときにも気をつけるべきことがあります。それは，定義す
ることで，そこから排除される事柄もでてくるということです。この考え方は，
第1章のミッシーの概念でも学びました。自分の定義した内容を反対から捉え
たり，考えたりするのもよいアイデアだといえます。

　以上，主張を書くときは，読み手に誤解なく伝わるよう，客観的な記述表現
を心がけること，そして，主張の説明に曖昧な点や不十分な点がないよう，明

瞭かつ具体的な内容となるようにしましょう。

　最後に，くれぐれも留意しておきたい点があります。個人の意見や主張には必ずその人の価値観が含まれます。多様な意見が生じるのは，この価値観の違いによるところが大きいのです。ただし，自分の意見と異なるからといって，その意見が正しくないとは限りません。価値観に優劣や勝ち負けはありません。このことをしっかりと認識し，臆することなく自分の主張を表明する一方で，他の人の異なる意見も受け止めるようにしましょう。

3　「主張」の種類

　「主張」の種類は，大きく4つに分けられます（井上，1989: 92–93）。

①事実は存在するかどうかの主張

　そのような事実があるかどうかを問題とする主張です。たとえば，「大統領はこの事件に関係があるのか」という問いに対し，関係があるか，ないかを主張します。

②判断や解釈についての主張

　ある事柄についての判断や解釈の真偽を問題とする主張です。たとえば，「現在の不況は政府の金融政策によるものか否か」という問いに対し，真偽いずれかの立場に立って説明します。

③価値についての主張

　ある事柄について良いか悪いかという価値判断に関わる主張です。たとえば，「18歳を成人年齢とするのは良いか，悪いか」という問いに対し，良い，あるいは悪いという判断を下します。

④行動や政策についての主張

　ある行動をすべきかどうか，ある政策が採択されるべきかどうかに関する主張です。たとえば，「オンライン診療の拡大にむけた要件緩和をすべきかどうか」という問いに対し，すべきか，そうでないかを判断します。

　それぞれの主張の種類によって，理由づけの仕方も変わってきます。言い換えれば，どのような根拠を提示するかは，その主張の種類によって内容が異なることが理解できます。

　事実・データを根拠とする理由に支えられる主張は，比較的容易に説得力をもたせることができます。一方，価値判断を含む主張は，理由の中に評価や判断の基準を根拠として明示する必要があります。

4　「主張」を明確にする

　主張を明確にするときに大切なのは，**主張の中で用いる語句・言葉を一義的かつ明確に規定する**ことです。このことは，先ほども「定義」にあたるものとして説明しました（☞ p. 24）。

　たとえば，「あなたが大切にしている看護とは」という話題で意見文を書くとしましょう。キーワード・概念でもある「看護」という語は，主張の中でももっとも重要な言葉として位置づけられます。

　一般的な認識では，看護とは患者に提供する療養上の世話や診療の補助を意味しますが，辞書的には，「看護とは，けが人や病人などの手当をし，世話をすること。看病」[1] とあります。百科辞典での説明[2] は，次のようになります。

> 傷病者や老人の介抱，健康回復への援助から，さらに病気予防，健康増進への助言・指導などを行なうこと。乳幼児を育てたり，虚弱者を保護したり，傷病者の手当てをしたりするかたちでの看護は人類の歴史とともに古くからあるが，医学の分野で看護を学問的に体系づけ，それを職業とする人たちが生まれたのはフローレンス・ナイチンゲール以後とされる。日本では，すでに大宝律令に女医の制度が定められ，奈良の興福寺，国分寺などに病室が設けられて傷病者の看護・治療が行なわれており，奈良時代に入ると光明皇后が施薬院を建立してハンセン病などの治療にあたっているが，近代的な看

1)『精選版日本語大辞典』コトバンク〈https://kotobank.jp/word/%E7%9C%8B%E8%AD%B7-48687（最終確認日：2023 年 2 月 28 日）〉
2)『ブリタニカ国際大百科事典 小項目事典』コトバンク〈https://kotobank.jp/word/%E7%9C%8B%E8%AD%B7-48687（最終確認日：2023 年 2 月 28 日）〉

> 護技術が確立されるのは日本赤十字社篤志看護婦人会の結成（1887）以後である。

また，国際看護師協会（ICN）による定義[3]は次のとおりです。

> 看護とは，あらゆる場であらゆる年代の個人および家族，集団，コミュニティを対象に，対象がどのような健康状態であっても，独自にまたは他と協働して行われるケアの総体である。看護には，健康増進および疾病予防，病気や障害を有する人々あるいは死に臨む人々のケアが含まれる。また，アドボカシーや環境安全の促進，研究，教育，健康政策策定への参画，患者・保健医療システムのマネージメントへの参与も，看護が果たすべき重要な役割である。

　他にもさまざまな看護理論が存在する中で，「看護」という概念や定義は，歴史とともに変容しています。また，状況や文脈によっては使用のされ方も異なります。つまり，「看護」の概念をどのように捉えるか，多様な立場や視点があることがわかります。

　もちろん，「あなたが大切にしている看護とは」という話題は，これらの定義や看護理論を参照するまでもなく，自身の経験や実践から主張を述べることが可能な内容かもしれません。ただし，この話題の答えの中では，どのような「看護」を大切にするのか，明確にする必要があります。

　たとえば，「私が大切にしている看護とは，患者に寄り添う看護である」と主張した場合を考えてみましょう。ここでの看護の意味や内容を説明する，「寄り添う」という言葉は，一義的といえるでしょうか。

　寄り添うという語には，物理的に近くに寄るという意味もありますし，心情的に気持ちに歩み寄るという意味も含みます。仮に，後者の患者の気持ちに歩み寄ることだとしましょう。ですが，看護の文脈では，具体的にどのような行

3）日本看護協会『国際看護師協会ICN定款』〈https://www.nurse.or.jp/nursing/international/icn/document/definition/index.html（最終確認日：2023年2月28日）〉

為が患者の気持ちに歩み寄る，つまり，寄り添うことを意味するのでしょうか。

　このように，主張の中に多義的で，曖昧さを残す語句や概念を使用する場合は，読み手に誤解なく伝わるよう，具体的に定義し，適宜説明を加えます。

■2-5 「理由」の作り方

　意見文における「理由」とは，「**ある主張をするときに，なぜ自分の考えや主張が正しいといえるかを読み手にわかりやすく伝えるもの**」です。理由は，考えや主張を支える部分として，適切に説明され，相手に理解されるべき内容を含まなくてはいけません。実は，この理由にあたる要素こそ論理力を働かせ，しっかりと考えるべき部分となります。

1　「理由」を示す表現

　まず，理由を書くための４つの表現を以下にあげます。こうした表現を使えば，理由にあたる部分がどこなのか，わかりやすい文章になります。

> ①「**なぜなら〇〇だからだ**」
> 例）今日は道が渋滞している。<u>なぜなら</u>連休の初日<u>だからだ</u>。
>
> ②「**〇〇ので**」
> 例）筆記用具を忘れた<u>ので</u>メモができない。
>
> ③「**〇〇（だ）から**」
> 例）雨が降りそう<u>だから</u>，傘を持っていこう。
>
> ④「**理由は〇つある。〇〇こと，△△ということだ。**」
> 例）この店を選ぶ<u>理由は２つある</u>。料理が美味しい<u>こと</u>と，値段が安い<u>ということだ</u>。

2　「理由」の内容とその正しさ

　次に，理由の“なかみ”（内容）の書き方を説明します。以下の例文をみてください。

> ①彼はまだ宿題をしていないだろう。なぜならそのような気がするからだ。
>
> ②a 彼はいつも夜 9 時から勉強を始める。b 今は夜の 7 時だ。
> 　だから，彼はまだ宿題をしていないだろう。

　いずれの文も理由を含みますが，どちらの内容がより説得的でしょうか。言うまでもなく，②の文です。①の文の理由は，「そのような気がするから」とありますが，では，なぜ「そのような気がする」のか，という大事な根拠が示されません。

　一方，②の文では，a と b の二つの事実を「**根拠**」にあげています。ここでいう「**根拠**」とは，「誰が確認しても同じである，**という客観的な事実である**」という条件を満たさなくてはいけません。

　理由には必ず根拠を含む必要があります。理由の正しさや説得力を示すのは，この根拠の部分がポイントとなります。

　では，根拠の示し方を，次の例題を解きながら解説しましょう。

> **例題 3**
> 次の文の主張と理由について，いくつか疑問点をあげてください。
>
> 救急車の利用を有料化すべきだ。なぜなら安易な 119 番通報が減少することで，救急医療機関のスタッフの負担が解消されるからだ。

　この主張に対して，おそらく二つのタイプの疑問が生じると思います。

　一つは「救急車の利用を有料化すれば，なぜ安易な 119 番通報が減少するのか」という，**その根拠がどうして主張につながるのか**，という疑問です。もう一つは，「安易な 119 番通報の減少は，救急医療機関のスタッフの負担の解消に

なるのか」とか「救急医療機関のスタッフの負担は，救急車の利用頻度に関係するものなのか」といった，**そもそもその根拠が正しいのか**，という疑問です。

　主張に対する理由として，必ず一つの根拠を含む必要があります。しかし，一つの根拠だけでは説得力に乏しい場合があります。

　そこで，先の二つの疑問に答えられる根拠を補強します。この補強する二つの根拠とは，**根拠と主張の結びつきを示す「つながり根拠」**と，**メインの根拠の正しさを示す「なかみの根拠」**のことです。

　先の例題でいえば，「つながり根拠」とは，「救急車の利用を有料化することで，安易な 119 番通報が減少する」ことを示す事実・データです。一方の「なかみの根拠」とは「安易な 119 番通報の減少が救急医療機関のスタッフの負担を解消する」ことを示す事実・データ，あるいは，「救急医療機関のスタッフの負担が救急車の利用頻度に関係する」ことを示す事実・データです。これらをあげることができれば，より説得力のある理由のなかみとなります。

3　「理由」の書き方

　理由に関連するキーワードとそれぞれの働きを理解した上で，「理由」の書き方をみていきましょう。

　まず，問いに対して，できるかぎりたくさんの理由を考えます。第 1 章で学んだロジックツリーを活用してもよいでしょう。ポイントは，理由は一つと決

「理由」に関連するキーワード

①理由	・ある主張をするときに，なぜ自分の考えが正しいといえるかを，相手にわかりやすく伝える部分 ・1 つの主張に対し，理由が複数の場合もある
②根拠	・理由の核心となる，具体例や事実・データのこと ・誰もが確認できる客観的な内容であること ・「つながり根拠」と「なかみの根拠」の二種類があ 　「つながり根拠」──メインの根拠と主張の結びつきを示す 　「なかみの根拠」── 根拠の正しさを示す

めつけず，できるだけ多くのアイデアを集めることです。さまざまな視点や立場から，主張に対する理由を考えます。

　次に，有力な理由へと絞り込みます。絞り込むときには，**主張との関連がは**っきりしていることと，**主張の重要性を説明できること**を重視します。

　理由には，必ず一つの「メインの根拠」を加えます。そして，「つながり根拠」と「なかみの根拠」が揃えば，理由の要素は十分です。あとは，「話題」「主張」も含めた全体の構成を考え，文章化します。

ワーク1

次の文章の「理由」に問題があるか，確認しましょう。問題がある場合，どの部分に問題があるのか，選択肢から選び，どのような問題があるのか，説明してください。

A　東海道新幹線の平均時速は毎時約100キロだ。だから，東京と名古屋の移動におよそ3時間半かかるだろう。
　　問題のある箇所　（　根拠　・　主張と理由の結びつき　）

B　Aさんはこれまでの中学校のクラス委員などの責任の重い仕事を引き受けてきました。だから，リレーのクラス代表に適任だと思います。
　　問題のある箇所　（　根拠　・　主張と理由の結びつき　）

（名古屋大学教育学部附属中学校・高等学校国語科, 2014: 84）

　最後に，完成した意見文が正しく書けているか，次頁に示すチェックリストを参考に確認しましょう。

意見文のチェックリスト

☐　話題・主張・理由にあたる内容がある
☐　話題が問い（疑問文）の形でまとめられる
☐　主張は話題に対する答えになっている
☐　話題・理由の箇所で繰り返し使用されるキーワードの定義が書かれている
☐　理由の箇所に，誰もが確認できる客観的な根拠が含まれている
☐　理由を考えるとき，複数の立場や見方からも理由を考えた
☐　反論を予想し，それに答えられる内容になっている

実践　意見文を作ってディスカッションしてみよう！

次の意見文に対して，自分の立場を明確にし，説得力のある意見文を作ってみましょう。できればお互いの意見をもちよって他の人とディスカッションしてみましょう。

A　オンライン診療を推進すべきだ。
B　高校でも学校給食の実施を普及させるべきだ。
C　救急車の利用を有料化すべきだ。
D　幼稚園の "キャラ弁" は禁止すべきだ。

〈ワーク 1 の回答例〉

A 問題がある箇所：根拠

根拠となるデータ（東海道新幹線の平均時速は毎時約 100 キロ）が間違い。東海道新幹線の平均時速は，（2022 年現在）約 233 キロである。そのため，そこから導かれた判断も間違っている。

B 問題がある箇所：主張と理由の結びつき

クラス役員とリレーの代表では求められる力が違う。クラス委員であることは主張に直接的につながる根拠ではない。

3 レポートの書き方

▌3-1　レポートを書く前の心がまえ

> **ワーク1**
> ①あなたは書くことが好きですか，嫌いですか。またそう思う理由も考えて
> 　ください。
> ②あなたはレポートを書いたことがありますか。あれば，その経験はどのよ
> 　うなものであったか，具体的に思い出してください。
> ③レポートを書くことに対して，あなたはどのような思いをもっていますか。

　数多くある文章の種類のなかでも，LINE，メール，ブログ，日記，手紙など，いわゆるプライベートな文や文書を書くのは好きだ，得意だという人でも，職場や業務での文書を書くのは苦手と感じる人は多いと思います。

　私が担当する研修の大半の受講生の方も，レポートを書くことに対し，「書くのが苦手」「レポート課題に取り組むのが大変」といった苦手意識やプレッシャーを感じているようです。そして，レポートを書くのが嫌いな理由や苦労した点を尋ねると，次のような答えが返ってきます。

　「自分の書いたものに自信がない。」
　「書いた文章がぎこちない。日本語の表現が下手。」
　「自分の伝えたいことが他の人に伝わる内容となっているか不安だ。」
　「字数制限内でうまくまとめることができなかった。」
　「何から書き始めればよいのかわからない。話をどのように展開していけ
　ばよいのかわからない。」

　これらの意見に共通する問題は，書くことに対する基本的な理解が不十分なことから生じていると考えます。

　たとえば，「あなたが大切にしている看護とは」をテーマとするレポート課題が与えられたとします。この課題に取り組むにあたって必要となる知識とはどのようなものでしょうか。

　まず，そもそもレポートとはどのような文書であるのか，その目的や形式に関する知識が必要です。次に，どのようにレポートを作成すればよいのか，その正しい手順も知っておくべきでしょう。

　これらの基礎知識を曖昧にしたまま，自己流で書き続けたとしても，書くスキルの向上は見込めません。書くこともスポーツや習い事と同様に，まずは基礎を固め，それを繰り返し練習することで，スキルが定着し，上達していくのです。

　第1章でも触れたように，レポートを書く一連の作業には，論理力を働かせる場面が多くあります。その力を養う絶好の機会と考えてください。また，レポートを書くことで，新しい情報や知識を得たり，見聞が広がったりするといった副産物もあります。まずは，**「何を書くべきか，その内容に関する目的や形式を理解すること」「どのように書くべきか，その文書にふさわしい，正しい手順や進め方を理解すること」**という，この二点に主眼をおき，レポートを書くことへの苦手意識から一歩踏み出したいと考えます。

▌3-2　看護と文体

　みなさんは，職場や仕事を通じて，同僚をはじめ，上司や部下の書く文書に目を通す機会も多くあるため，その文体にあまり違和感を感じないと思います。

　ただし，研修を通じて多く拝見してきたレポートからは，個人の癖というよりも，看護師をはじめとする看護職特有の文体ともいえる，一定の傾向を異業種の私は感じています。

　それは，治療・ケアを必要とする多くの患者と関わることや，多忙な職場で手際良く作業をこなす職務の性質から生じる文体の特徴なのだろうか，とも想像しています。

　たとえば，事例で取り上げる患者とのやり取りをはじめ，治療や処置に関する観察力が高く，詳細な記述で表現されます。具体的な事例・事実を扱う内容は，根拠としても一定の説得力があります。ただし，これらの記述は，時系列通りに書き並べられることが多く，どの部分が主張や理由にかかる箇所として重要なのか，読み取りにくいです。

　また，事例を客観的に評価する，あるいは，俯瞰して分析する視点が乏しいため，その事例をどのように捉えればよいのか，判断が難しいです。

　そして，思いや感情を示す「思った」「感じた」という述語の多用が散見されます。患者さんをはじめ，職場の同僚・上司・部下といった人間関係やコミュニケーションに対する“思い”が前面に書かれるため，主観的な印象を受けやすくなります。

　さらに，少し“せっかち”なところもあります。それは，早く結論を出そうと，テーマや主題との結びつきをあまり吟味せず，答えを出してしまうところにあらわれます。時間の制約もあるのだと想像しますが，詳細な事例と答えとがうまく結びついておらず，バランスの悪い構成になったり，そもそも適切な答えが導き出せていなかったりする場合もあります。

　これらの傾向について，良い点と問題点を次のページにまとめました。

①**事例・事実の記述**

良い点：観察眼が鋭く，記述は詳細である

問題点：評価を含む，客観的，俯瞰的，分析的視点が乏しい
　　　　情報の羅列が多く，整理されていない

②**文末や述語**

良い点：共感や感受性が豊かで，感情や思いが伝わる

問題点：主観的な印象をうけやすい

③**内容**

良い点：根拠は具体的で，説得力がある

問題点：テーマ・主題と答えが噛み合っていない
　　　　答え，理由の深掘りができていない
　　　　事例から適切な答え，根拠を導き出せていない

　ここに挙げた問題点から，看護師・看護職のみなさんが書くレポートは，主観的な印象となり，冗長な記述となるのが弱点だといえます。添削の際にも「表現が冗長です。簡潔に」というコメントを入れることが多いのも事実です。

　しかし，本書でこれまでに学んだ論理的思考や意見文の作り方で触れた，「俯瞰的視点で分析する」「階層を意識する」「根拠を掘り下げる」「問いと答えを一致させる」「主観的な表現に注意する」といったポイントを意識してもらうことにより，弱点が克服できます。

　ところで，井部俊子さんは「看護と文体」（井部，2018: iii–iv）という内容で，次のように述べています。

　　ナースの書く論文は冗長であるとか，難解な言葉を使うのでわかりにくいとかいった外部者の評価を耳にする。ナースの文体を形づくる根本原因は，看護という仕事の本質と関係している。〔…〕看護という仕事の本質がそもそも「個別性」を対象としているのであるから，看護師の語りも文章も

（看護記録がそうであるように）記述的となる。

　この指摘にあるように，看護師の語りや文体の特徴は，看護という仕事の本質と結びついていると考えられます。

　先にも触れたように，看護師・看護職のみなさんがレポートで取りあげる個別の事例は，客観的な事実として説得的な材料です。そこに論理的思考に基づく，客観性や俯瞰的視点が加われば，さらに出来の良いレポートになると私は考えています。

▌3-3　文書の種類と目的

　私たちの身の回りには，小説，随筆，詩，日記，手紙，評論，記事，報告書など，さまざまな種類の文書が存在します。これらの文章・文書を介して，私たちは相互に感情，考え，主張，思想の伝達をおこなっています。それぞれの文書には目的と形式があり，それに適した内容が記述されます。

　文章の種類を大きく分けると2種類あります。「**味の文章**」と「**論理の文章**」（古郡，2006: 12）です。「味の文章」では，**読み手に共感や感動を与える**といった情緒的な側面を重視します。つまり，読み手は，内容についてさまざまな意味を読み取り，自由に解釈し，感動を覚えたり，共感したりします。**小説，随筆，詩歌**がその代表です。

　一方，「論理の文章」とは，**読み手に知識や情報を与えたり，読み手とそれらを共有したりする文章**で，**記録文，解説書，ビジネス文書（企画書・計画書・プレゼン資料），報告書，レポート，論文，評論，論説**などです。

　これらの文章・文書の種類には，それぞれ目的があり，適切な形式が決められています。

> 「味の文章」
> 読み手に共感や感動を与えることや情緒的な効果を目的とする
> ・小説，随筆，詩歌など
>
> 「論理の文章」
> 読み手に知識や情報を与えたり，読み手とそれらを共有したりすることを目的とする
> ・記録文，解説書，ビジネス文書（企画書・計画書・プレゼン資料），報告書，レポート，論文，評論，論説など

　また，論理の文章は，説明的文章ともいわれます。説明的文章は，**説明・解説型の文章**と**論証型の文章**とに大別されます。

　一般的なレポートには，「**説明型**」「**報告型**」「**実証型**」「**論証型**」の４つの型（井下，2019: 40）があります。

　「**説明型**」は，内容を理解したかどうか，その学習成果の説明を求めるものです。

　「**報告型**」は，実習での成果を報告します。看護や介護の臨床実習報告などはこれにあたり，あらかじめ様式が決まっています。

　「**実証型**」は，与えられたテーマについて実験や調査を行い，その結果に基づき実証します。

　「**論証型**」は，与えられたテーマに基づき，論証します。テーマを絞り込み，資料を調べ，根拠に基づき，自分の主張や考察を論理的に組み立てます。

　本書では，「**実証型**」「**論証型**」のレポートの作成を念頭におき，解説を進めます。

▮3-4　レポートにふさわしい文章と形式

　レポートの定義は，「**調査や研究の結果，わかった事実とそれに基づく自分の意見をまとめた報告書**」です。ただし，本書では，調査・研究といった部分はいったん横に置き，「**あるテーマについて自分の意見や主張をまとめた文章**」と定義します。

　まず，レポートにふさわしい文章や形式はどのようなものか，次の例題から具体的にみていきましょう。

例題 1

次の A と B の文章を読み，どのような点が違っているのか，できるだけ多くあげてください。

A　私は毎日いつも患者さんの話を一生懸命に聞いてあげ，また声をかけるよう，とっても頑張っています。その中でも患者さんの話からいろんなことを知り，その気持ちを大切にしてあげたいと思う。患者さんは入院したり，病気になったりして大変な目にあっているので，声をかけてあげないといけません。そうすれば，安心で信頼されます。たくさんのさまざまな患者さんがいらっしゃり，気をつかって声をかけないと大変なことになります。なので，私は患者さんの病状も含めてしっかりと性格とかも把握していますし，いろいろと相談にのったり，安心してもらえるよう，患者さんのケアももっと大事にした看護に取り組んでいるように思います。

B　私は日々の看護において，患者に対する共感的理解を意識した声がけに努めている。この共感的理解とは，相手の考え，立場，個性をすべて受け入れるというカウンセリングの基盤となるものだ。

　そもそも看護の仕事の中でも，不安を抱える患者に対して，日々の声がけは欠かせないものだ。何気ない言葉が患者との信頼関係を築いたり，安心感を与えたりすることもある。ただし，症状や病状に加え，性格もさまざまな患者が存在するため，声がけの方法も一様ではない。同じ言葉をかけても，

患者にとってプラスに働くこともあれば，その反対もある。

　そのため，日々，患者の疾患や症状，治療に関する情報を把握すると同時に，些細な言動や所作からもわかる範囲で注意深く観察している。これらの実践が患者の考えや個性の理解に繋がり，いわゆる共感的理解を踏まえた声がけが可能だと考える。

　ＡとＢの文は同じ話題について書かれていますが，内容からは，Ａからは「主観的」，Ｂからは「客観的」な印象を受けます。

　話題が同じでも，表現や記述の仕方で，その印象が大きく変わることがわかります。どちらの文章がレポートにふさわしいでしょうか。もちろん，Ｂの方です。ではなぜＢの方がレポートとしてふさわしいのか，両者の違いをあげながら，具体的にみていきましょう。

- Ａは，「話し言葉」が混ざっている。Ｂでは使用されていない。
- Ａは，事実や出来事について曖昧な情報しかあげていない。一方，Ｂは事実や出来事について具体的に記述している。
- Ａは，主観的な感情を述べる箇所が目立つ。Ｂは，自分の考えや意見を述べている。
- Ａは「です・ます調（敬体）」と「だ・である調（常体）」が混在している。Ｂは「だ・である調（常体）」で統一して書いている。

さらに，Ｂは以下のような，レポートにふさわしい点が指摘できます。

- 語彙が豊富で，「共感的理解」という専門用語を用いている。
- 漢字を多く用いているため，文章が硬い印象を受ける。
- 段落が分けられていることで，話の筋や展開がわかりやすくなっている。
- 接続詞や接続表現を適宜用いており，読みやすい。

　このようにあげていくと，ＡよりもＢの方がレポートとしてふさわしいことが理解できると思います。ここで挙げられたレポートにふさわしい表現や記述

のポイントをしっかり押さえておきましょう。

■3-5　レポートの作成手順

　文書作成にあたっては，正しい手順で進めなくてはいけません。まずは，レポート作成の手順と流れ（図3-1）を確認しましょう。

　レポートのテーマ・課題が与えられると，まず，所定の書式や締め切り期日を確認し，スケジュールを立てます。実際の作業のプロセスは，次の**5つの手順**を踏みます。

　ステップ1は「テーマを決める」です。与えられたテーマについて考えを整理します。次に，ステップ2の調べる作業と往復しながら，テーマに関する知識や情報を集めると同時に，整理しながら徐々に話題や論点を絞っていきます。

　ステップ2は「調べる」です。話題や論点に沿った資料や文献を集め，必要

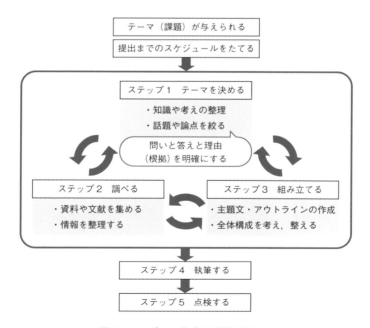

図 3-1　レポート作成の手順と流れ

な情報の収集と整理をおこないます。調べた内容のメモを取ったり，Word に入力したりするなど，あとで使えるよう情報を保存しておきます。

　ステップ3は「組み立てる」です。レポートの土台となる，問いと答えを含む主題文や全体の構成を整えるアウトラインを作成します。論点となるキーワードを選定し，仮のタイトルや段落ごとのタイトルを検討します。

　ステップ4は「執筆する」です。作成した主題文とアウトラインに基づき，集めた材料を Word 上で再構成し直すイメージです。

　ステップ5は「点検する」です。読み手に負担をかけないよう，誤字脱字，表記ミス，表現におかしな点はないかなど，丁寧に点検します。

　これらの手順は直線的に進んでいくものではありません。とくにステップ1～3は，「調べる」「読む」「考える」「書く」という一連の作業を往復しながらおこないます。「問い」「答え」「理由」の関係や結びつきを常に意識しながら，互いがより強く結びつくよう何度もブラッシュアップを重ねます。

　レポートの作成にあたり，限られた時間を考慮し，効率よく各ステップに取り組みます（「各ステップの時間配分の目安」参照）。ステップ1から3までにおよそ6，7割の時間や労力を割きます。ステップ4の執筆作業は，パソコン入力が主流の現在，効率よく進む作業ですが，2割程度を割きます。そして，ステップ5の点検作業は，最低でも1，2割の余力をもって取り組みます。

各ステップの時間配分の目安

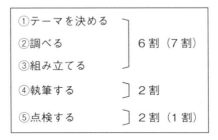

①テーマを決める ┐
②調べる　　　　　　6割（7割）
③組み立てる　　┘
④執筆する　　　　┐2割
⑤点検する　　　　┐2割（1割）

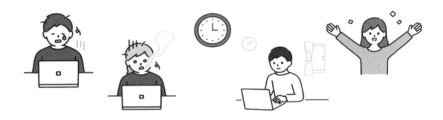

▌3-6 レポートのトリセツ

1 ステップ1「テーマを決める」

　多くの場合，レポートには特定のテーマや課題が与えられます。例として，これまでに私が担当した研修でのレポートテーマをいくつか紹介しましょう。

> A 「私が看護において大切にしていること」について，取り組みの具体的事例を含めて述べなさい。（800〜1000字）
>
> B 自部署における役割から考える自己の課題について述べなさい。（1200字）
>
> C 「医師の働き方改革」について論点を明確にし，その論点に基づく背景や実態を明らかにした上で，自分の主張を述べなさい。（1400字）
>
> D 指導した体験を通して「教える・指導する」について考えたこと。
> （今までに学生やスタッフを指導するなかで，印象に残る事例，気にかかる事例，悩んだ事例，成功した事例等を一つ取り上げ，「教える」「指導する」ことについて考えたことを述べる。）（1600〜1800字）

　レポートのテーマには，漠然としたものから，書くべき話題や内容が指定されているものまで，さまざまなレベルがあります。しかし，どのようなテーマや課題にせよ，レポートも意見文と同じ構造をもちます。

　つまり，あるテーマについて，何を話題（主題）とするのか，何を問う（論点）のかを定め，その問いに対して，自分はどのように答える（主張）のかを示すのがレポートの目的であり，書くべき内容です。

　さて，レポートのテーマが与えられると，誰もが自身の経験やもっている知識や情報から考えはじめるでしょう。まず，この「**主観的経験を通した情報や考え**」を整理すると同時に，「**客観的情報としての知識**」も加えながら，テーマに関する話題や論点を見つけます。ステップ2の「調べる」，3の「組み立てる」作業と往復するなかで，話題をどこに定めるか，自分がもっとも言いたいことは何かを考えながら，レポートのタイトルや内容の核となるキーワード・概念を絞り込む作業をします。

2　ステップ2「調べる」

　テーマによっては，手持ちの知識や情報で事足りることもあるかもしれません。それでもさまざまな知識や情報を得ることは重要です。なぜなら「主観的経験を通した情報や考え」のみを根拠とすると，主張を支える事実として，十分な客観性が保てないからです。とくに個別の事例を根拠として扱う場合，看護学・医学・心理学などの体系的な知見をはじめ，客観的な基準を示したり，説明を補ったりすることで，より説得力のある内容となります。

　一方，テーマに関してまったく知識がない場合もあります。その場合，"アウトプットをするには，インプットが必要である"という原則に則り，テーマ・課題に関する文献・資料を集め，知識や情報を得ます。

　また，調べるプロセスでは，**第三者の視点**，たとえば患者・患者の家族・上司・部下・異業種・住民といった他の立場から捉えた場合や，**俯瞰的な視点**，たとえば部署，組織，施設全体，地域，日本，世界から捉えた場合など，視点を狭めたり，広げたりすることが大切です。単に広く情報を集めるだけでなく，その視点や奥行きも考慮します。

　新しい情報や知識に広く深く触れることは，知的好奇心を満たすだけでなく，自身の経験がもつ意味に改めて気づかされることもあります。

　こうした情報収集には，3つのステップ（井下，2019: 40,「情報収集の3つのステップ」参照）があります。

情報収集の３つのステップ

```
①下調べ　テーマに関する概略的な知識を得る

②文献検索　本格的に情報を収集し，論点を見つける

③文献入手　主張を裏づける証拠資料を入手し，読み込み，
　　　　　　十分でなければさらに調べる
```

　そして，情報収集では次の３点に留意します。
　まず，「**広く調べていくことと，論点を絞り込むことを繰り返す**」ことです。テーマについて見識がない場合，広く情報を集める必要があります。ただし，テーマに関する広い知識を得ながらも，自分の興味関心にひっかかるもの，問題や疑問を感じるもの，"これだ"と思える話題や論点を探っていきます。
　次に，「**見通しと見切りをつける**」ことが大切です。調べていくうちに，興味深い情報に触れ，テーマや話題の変更が生じるかもしれません。ただし，字数や時間にも制限があります。次のステップへの見通しを立てることで，調べる作業にも見切りをつけます。
　また，せっかく苦労して集めた情報のため，"もったいない"という気持ちからなんとか内容に盛り込もうとする人もいます。しかし，余分な情報を入れると，かえって主張や根拠を弱める場合があります。不必要な情報は，いさぎよく捨てましょう。苦労して調べた内容がレポートの文面にはあらわれなくても，よく調べられていることは読み手にも伝わります。また，苦労して得た情報や知識は，必ずどこかで役立つものとなるでしょう。
　最後に，「**調べた情報を評価し，信頼性のある情報を選択する**」ことにも気をつけましょう。インターネット上には，玉石混交の情報が溢れています。その中から，信頼性のある，確かな情報を選びましょう。信頼性の乏しい，不確かな情報を根拠とすると，レポート全体の信頼を損ないます。情報を適切に評価し，判断するよう心がけます。
　さまざまな情報を収集し，整理するときにも論理的思考を働かせます。多くの材料を集めても，主張や根拠に関わる有力なものでなければ意味がありませ

ん。論理的思考を活用して，情報の中から重要なものとそうでないものを分け，最終的に用いる材料を選別し，決定します。

3　ステップ3「組み立てる」：主題文を作る

　ここまでにテーマの話題も絞られ，情報も集まりました。次に，レポートの大まかな内容を確認する「**主題文**」と「**アウトライン**」を作成します。

　主題文は，意見文と同じ構造です。主張を簡潔に述べた文章のことで，レポートの土台となるものです。

　主題文の構成要素は，①主題と主張：問いに対する答え（論点含む），②定義：主張（答え）の補足・説明，③根拠：主張（答え）の裏づけとなるデータ・事実・事例，④主張です。たとえば，テーマを「私が看護において大切にすること」とすると，主題文は「主題文のフォーマット（例）」に示したようになります。主題文を作ることで，論点の絞り込みができているか，レポートに必要な構成要素が揃っているか，論旨が整っているか，といった点が把握できます。

主題文のフォーマット（例）

①主題と主張：問いに対する答えを述べる
　私が看護において大切にすることは〇〇〇である。

②定義：主張（答え）を具体的に説明する
　〇〇〇とは，＿＿＿＿＿＿＿ということだ。

③根拠：主張（答え）を裏付ける説得力のある具体的なデータ・事実・事例を1つ以上挙げる
　＿＿＿＿＿＿＿といった事例（経験・エピソード・データ・知識）から〇〇〇という答えに至った。

④主張：答えとして自分の意見を明確に主張する
　したがって，私が看護において大切にすることは〇〇〇である。

4　ステップ3「組み立てる」：アウトラインを作る

　主題文が完成したら，次にアウトラインを作成します。**アウトラインとは，論文の全体像，組み立て方，方向性を階層的に把握するためのフォーマットで，**レポートの構成を示す骨組みのことです。目次のようなものと考えてください。

　レポートの論理展開に沿ったアウトラインの形式は，序論・本論・結論の3部構成です。それぞれに書くべき内容は決まっています（「3部構成と書くべき内容」参照）。このように，レポートでは型として書くべき内容が決まっています。アウトラインに従えば，調べたり，考えたりした内容をどのような順番で，どのような構成で書けばよいかが明確です。この作業まで行き着けば，残りの執筆作業も効率よく進めることができます。

　ステップ4の執筆作業では，まず，序論・本論・結論をブロックに分け，段落ごとにおおまかに書き入れるという，いわゆる下書きの作業をします。そして，下書きの文から肉付けしていき，文章を整えます。執筆の段階では，材料も揃っており，字数や構成の型からも書くべき内容は絞られています。内容や文脈に応じて，適切な語句を選んだり，簡潔で明瞭な表現に書き換えたりしながら，書き進めます。

　情報が不足したり，論理の展開がスムーズでなかったりする場合は，ステップ1〜3の作業が十分でなかった可能性が高いといえます。前のステップに戻り，アウトラインを練り直します。

3部構成と書くべき内容

序論	・問題の背景の説明 ・目的の提示 ・主張の要点 ・手順
本論	・主張を裏づける信頼ある根拠の提示 ・事実の提示 ・意見の提示 ・根拠の評価・妥当性
結論	・主張の妥当性の確認 ・評価と展望

レポートのアウトライン

テーマ・課題：
話題（論点含む）：
主張：
理由：
根拠（着目した事例・事象の説明）：
キーワード：
―――――

タイトル（― サブタイトル ―）

序論	・テーマ・課題に関する問題や背景の説明	
	・話題（論点含む） ・主張・考察の結果 ・手順（本論の小見出しに沿って説明）	
本論	①小見出し	
	・具体的な事例や事実 ・自分の意見や考察	
	②小見出し	
	・具体的な事例や事実 ・自分の意見や考察	
	③小見出し	
	・具体的な事例や事実 ・自分の意見や考察 ・全体を通じてのまとめ	
結論	・再度，話題と主張に触れる （・このレポートの反省） ・今後の課題	

5 ステップ5「点検する」

執筆作業が完了しても，まだ完成ではありません。最後に点検するという重要な作業が残っています。

レポートを作成するときには，多くの場合 Word を使用します。Word には便利な校閲機能が付いているため，軽微な誤字・脱字や文法のミスは指摘してくれます。しかし，この Word の機能を使用してもなお非常に多くの見落としがあるため，頼りきってはいけません。

完成したファイルは，必ずプリントアウトし，紙の上で全体と細部を確認しましょう。そうするとパソコンの画面上では気づかなかった点やミスが見えてきます。

点検作業での大切なポイントは，**「虫の目」と「鳥の目」をもって全体と細部を丁寧に見返すこと**です。虫の目とは，細かい表記や文章作法を点検することです。鳥の目とは，全体の構成や論理展開を眺めることです。そして，自分の書いたものを，読み手意識を持って読み直すよう心がけます。できれば自分のレポートを他の人にも読んでもらうとよいでしょう。自分の主張が明確に伝わったか，内容が理解してもらえたか，第3者からの指摘は貴重です。自分では気づかなかったミスや説明不足が判明することがあります。

ここまで，レポート作成の手順と具体的な作業を解説しました。最後に，締め切り期日を守ること，指定された字数や書式といった形式を守ることは最低限のルールです。必ず守りましょう。

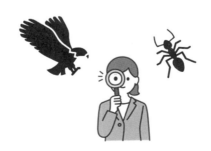

4 わかりやすい文章・文書表現

■4-1　わかりやすい文書の特徴

　ビジネス文書やレポートでもっとも優先されるべき目的は，書かれた内容を，他者にわかりやすく説得的に伝えることにあります。そのため，これらの文書の記述や表現は，読み手に内容が明瞭に伝わるよう，工夫する必要があります。

　では，**読み手にとってわかりやすく説得力のある文書**とは，どのようなものでしょうか。わかりやすく説得力のある文書とは，**「論点・主張・主張の裏付け・表現・形式」**の視点から5つの特徴があげられます（「わかりやすく説得力のある文書の特徴」参照）。

　①論点，②主張，③主張の裏付けについては，すでに第2章の意見文の書き方で学びました。ここでは，表現と形式について確認しましょう。

わかりやすく説得力のある文書の特徴

①論点
　　適切な論点を見いだしている
②主張
　　明確に目的を示し，自分の主張を説得的に述べている
③主張の裏付け
　　信頼できる資料や証拠を根拠にしている
④表現
　　論理の流れが正しく，明確に内容が読める
　　文章表現として，不備が少ない
⑤形式
　　正しいルールで統一され，正しい文法・文章である

■4-2 わかりやすい文章表現の3原則

　わかりやすい文章表現とは，読み手になるべく負担をかけず，内容が明確に読み取れる文章といえます。では，読み手に「負担をかけない」文章表現とは，具体的にどのような文章を指すのでしょうか。

　それは，「明快・明確・簡潔」（木下，1994: 166）な表現によって記述された文章です。

　まず，**明快な文章**とは，全体・段落・文章のつながりに筋がとおっていて，一読すれば内容を読み取れる文章を意味し，次の3つの要件を満たします。

> **明快な文章の要件**
> ①文章全体が論理的な順序にしたがって組み立てられていること
> ②論理の流れが自然で，一つの文と次の文がどういう関係にあるのか即座にわかること
> ③一つ一つの文が正確に書いてあって，文の中の言葉と言葉との対応がきちんとしていること

　次に，**明確な文章**とは，曖昧さがなく，間違いがない文章を意味し，次の3つの要件を満たします。

> **明確な文章の要件**
> ①語句レベルで，誤字・脱字や表記ミスがなく，適切な語彙を使用し，正しい日本語で書かれていること
> ②文章レベルで，語尾ははっきりと断定していること
> ③関係のない情報を省き，説明をごまかすことなく，具体的に記述されていること

　最後に，**簡潔な文章**とは，言葉のとおり，**要領を得ており，無駄のない文章**です。たとえば，文章のルールには，「一文一義」（ワンセンテンス・ワンメッセージ）というものがあります。これは一つの文章に一つの事柄（情報・トピ

ック）だけを書くという意味です。

　日本語は，一つの文に多くの情報を詰め込むことが可能で，書こうと思えばいくらでも長文になります。長文になると主述の不一致が生じる原因になったり，読み手に余計な負担をかけたりします。一文あたり50字程度を目安にするとよいでしょう。点検の際，なくてもよい言葉や読み手が推測できる部分は思い切って削ります。また，文が長くなったら，接続詞を用いるなどして区切ります。読み手を想定しながら，過不足のない，簡潔な文章を心がけましょう。

　また，レポートを書くとき，"カッコよく"みせようと専門用語や最新のカタカナ用語を用いたり，美文を書こうと巧みな言い回しを駆使したり，と努力する人がいます。そのような努力の前に，読み手の理解度や知識も配慮しながら，**語句・文章・段落のレベル**でのわかりやすさを優先しましょう。

　ところで，社会学者の上野千鶴子さんは，読み手に正しく読んでもらえない誤読の原因を次のように言及しています。

　　文章が論理的であるためには，多義的な解釈を許すような書き方をしてはなりません。どんな用語も一義的に解釈できるように定義し，一度用語を確定したら退屈でも最初から最後まで同じ用語で通し，論理をゆるがせにせず，緻密に組み立てなければなりません。なぜなら文章は相手に正確に伝わってなんぼ，だからです。もし誤読が起きるとしたら，それは書き手の責任。（上野千鶴子，2018: 30）

　つまり，文章が誤って読まれるのは，書き手に責任がある，と明言しています。書いた文章は自分の手から離れ，一人歩きします。自分の伝えたいことが読み手に正確に伝わるよう，明快・明確・簡潔な表現を心がけましょう。

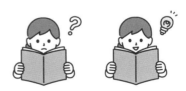

■4-3　接続詞を正しく使う

　文章の中で接続詞が正しく使用できていれば，論理力がうまく発揮されている証拠です。なぜなら，接続詞は，前後の文や段落同士をつなぐことで，細部から全体の話の筋や論理の流れを作っているからです。

　接続詞にはさまざまな種類と役割があります（表4-1）。これらの接続詞を意識して，文中や段落間で適切に使用すれば，より明快で読みやすい文章に近づきます。

　先にも指摘しましたが，長文となっている場合，文を区切り，接続詞でつなげば，話の展開が明快になるだけでなく，簡潔な文章に変わります。

　また，議論の流れを作る接続詞は，読み手にとっても親切な語です。接続詞の登場により，話の展開や論理の流れをつかみやすいため，読み手の負担が軽くなるというメリットがあります。

表 4-1　接続詞の種類と役割

種類	意味・役割	接続詞
順接	前の事柄が原因・理由となり，その順調な結果があとに続く	だから，それで，そのため，それゆえ，したがって，その結果，このように，以上のように
逆接	前の事柄から類推される結果とは逆の結果があとに続く	しかし，が，けれども，それでも，とはいえ，ものの，ところが，にもかかわらず
並列	2つ以上の事柄を並べて述べる	また，ならびに，かつ，「第1に，第2に，第3に」「一つは，もう一つは」「最初に，次に，最後に」，同じように
添加・累加	前の事柄に，後の事柄を付け加える	そして，それに，それから，しかも，さらに，その上，それどころか，まして，なおさら，いずれにせよ，だとすると
対比	前後の事柄を比較・対比する	一方，他方，逆に，反対に，そのかわり，それより，確かに，しかし，一方では

表 4-1　接続詞の種類と役割 (続き)

種類	意味・役割	接続詞
選択	前の事柄と, 後の事柄のどちらか一方を選択する	または, それとも, あるいは, もしくは
補足・説明	前の事柄の原因・理由等をあとに続く部分が補足・説明する	なぜなら, その理由は, というのは, というのも, なぜかというと, なお, ただ, ただし, もっとも, 実は, そもそも, それには, その際
言い換え・例示	前の事柄について, 別の言い方で繰り返したり, 例をあげたりする	つまり, すなわち, 要するに, たとえば, いわば, 具体的には, 実際に, 一般的に, とりわけ, 特に, なかでも
転換	前の事柄とは, 別の話題に話を変える	それでは, では, さて, ところで

　接続詞・接続表現について, 論理の流れをつくるという側面に注目して, もう少し具体的に確認しましょう。野矢 (2018: 92–102) によれば, 接続表現は次の 3 つのグループに大きく分けられるものとしています。

> **① 「付加・選択・換言・例示」**
> ●付加　A ということを言い, それに B ということを付け加える。
> 例) その店の料理はどれもおいしく, また (そして, および, かつ, しかも) 値段も手頃であった。
>
> ●選択　複数のことからどれかを選ぶ。
> 例) フルーツパフェにするか, または (あるいは) チョコレートパフェにするかどちらかだ。
>
> ●換言　あることがらを別の言い方で述べ直す。
> 例) いまやインスタグラムは若い女性の消費行動と結びついたメディアとなっている。つまり (すなわち, 要するに) 広告の一つといえる。

●例示　例を挙げて説明する。

例）コンビニでは主力商品となるものがいくつかある。<u>たとえば，</u>スイーツなどがそうである。

---

②「対比・転換・補足」

●対比　複数のことがらを比較対照する。

例）アメリカではキュウリやトマトは果物に分類される。<u>一方（しかし），</u>日本ではそれらは野菜に分類される。

●転換　前に述べたこととは逆方向の内容を主張する。

例）折り畳み傘を持参してきた<u>が，（のに，にもかかわらず）</u>晴れてきた。

●補足　前で述べたことに対して，説明を補ったり，例外を示したりする。

例）映画のチケットは1800円と高い。<u>なお（ただし，もっとも）</u>レディースデイだと1200円になる。

ちなみにこれら3つはまとめて「逆接」の関係と呼ばれます。2つの内容が相反するような場合に用います。

---

③「条件・譲歩条件・理由・帰結」

●条件　Aという条件を仮定するとBが成り立つことを述べる。

例）一等の宝くじが当たれ<u>ば，</u>住宅ローンの一括返済ができる。

●譲歩条件　Bに反するような条件Aを仮定しても，なおBであると述べる。

例）コンサートで音響の調子が悪く<u>ても，</u>ほとんどの観客は満足していた。

●理由　まずAが成り立つことを述べ，次に，なぜAが成り立つのかを説明するためにBと述べる。

例）救急車を安易に呼ぶべきではない。<u>なぜなら，（というのも）</u>より緊急性の高い，重症の患者を救えない場合があるからだ。

●帰結　まずＡが成り立つことを述べ，次に，その結果としてＢを述べる。
例）今日は熱があるので（から）休みます。

成年年齢が18歳に引き下げられた。それゆえ，（だから）18歳でも親
の同意がなくても不動産やカードローンの契約ができるようになった。

■4-4　パラグラフを意識する

　パラグラフとは，いくつかの文が集まり，一つの意味のまとまりを示したものを指します。日本語では，段落という概念です。段落には「一つのトピック（小主題）について，ある一つのこと（考え）を言う」という原則があります。パラグラフの構造（図4-1）は，次の３つの要素からなります。

①トピック・センテンス：話題と主張を述べるもので，当該文章や段落で述べようとする内容を要約したり，予告したり，場合によっては要旨を示す
②サポート文（複数）：トピック・センテンスの裏付けとなる内容
③結びの文：パラグラフの内容をまとめる，結論を述べる

　まず，パラグラフは，トピック・センテンスの冒頭を一字下げて，内容を書き始めます。次に，サポート文という，トピック・センテンスの主張を裏付ける内容を続けます。このサポート文は，主張を支持する役割をもちます。そして，各パラグラフの最後の文は，サポート文，あるいは結びの文とし，適切な接続表現を用い，まとめの内容とします。
　そして，パラグラフ間は，論理の流れと一致する接続表現を用いてつなげます。
　トピック・センテンスの流れを追えば，全体の構造や論理展開がどのようなものか明確に把握できます。

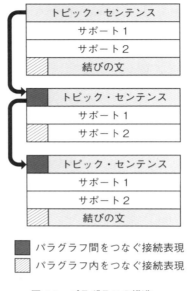

パラグラフ間をつなぐ接続表現
パラグラフ内をつなぐ接続表現

図 4-1　パラグラフの構造

■4-5　形式を整える

1　スタイルを整える

　レポートは Word で入力されると，文書としてきれいに整った形になりますが，レポート全体の型や様式といったスタイルを整えるときには留意すべき点がいくつかあります。ここでは，初歩的な内容のみ確認します。

　様式を整える基本事項として，まずフォントやサイズの大きさに注意します。一般的に，本文は明朝体を基本フォントとし，サイズは 10.5 ポイント程度とします。また A4 用紙だと，1 枚が 1000 ～ 1200 字程度の分量となります。指定がない場合は，「文書のレイアウト」を 40 字 30 ～ 35 行程度とします。文字同士の間が詰まっていたり，行間が極端に狭かったり，広かったりすると，読みにくい文書となります。最初のレイアウトで行間が調整できなければ，「行間のオプション」から適切な広さに調整します。

　ところで，提出されたレポートをはじめて読むとき，ぱっと目に入ってく

る形で，よく書けているレポートか，ダメなレポートか予測がつく場合があります。よく書けているレポートは，段落構成やパラグラフが意識されているため，全体として型が整っています。一方，ダメなレポートは，段落がなかったり，ブログ書きと呼ばれる箇条書きになっていたりなど，内容が整理されていない気配が漂います。

　レポート・論文など論理的な構成が重視される文書では，スタイルが整っているかどうかにもその出来があらわれることがあります。一方，内容がよくても，スタイルが整っていない文書は，そのことで損をしてしまうこともあるので注意してください。

2　正しく引用する

　本文の中で，文献や資料のデータをはじめ，他の人の意見などを使用する場合は，「引用」のルールに従います。

　このルールの大原則は，**自分の書いた表現と引用した部分とを明瞭に区別すること**です。また，あくまでも自分の書く内容が主であり，引用する部分は最小限に止めます。そして，なぜその引用箇所が必要なのか，その意図が読み手にもきちんと伝わる形で，記述されなくてはいけません。

　現在，ネット上ではさまざまな情報やデータが公開されているため，それらを自分のものようにして使用する，いわゆる"コピペ"行為が横行しています。これは，「盗用」「剽窃」という行為にあたります。「剽窃」とは，他の人の書いたものの全部あるいは一部を，そのまま自分のものとして，無断で使用することですが，公的な文書ではしてはならない行為です。

　もちろん，内容に関係するデータ全てを独自で調査するのは不可能ですし，先行研究の知見を適切に取り入れることは，レポート・論文ではむしろ推奨される行為です。先行研究や他の人の意見を参照することで，より説得力のある主張や証拠を提示することができるからです。だからこそ，適切な引用の形式を学び，正しく引用することが重要です。

　引用を行うには，以下の3つの方法があります。いずれの場合も，資料・文献名，著者名などの出典情報を明らかにし，本文内や脚注に記します。

①**原文の短い部分を引用する場合**
  引用箇所を「」でくくり，自身の文と区別する

②**原文の長い部分を引用する場合**
  引用箇所は，段落を改め，前後の文と一行空けるなどして，わかりやすく
  示す

③**原文を要約して引用する場合**
  引用する資料の主旨を損ねないよう，自分の言葉で述べる

具体的な例については，第6章6節を参照してください。

■4-6　正しく文章を書く

　内容がよく書けている文書でも，文章に誤字・脱字や表記ミスが目立ったり，話し言葉が混在したり，日本語としておかしな点，不適切な点があったりすると，その価値が下がるだけでなく，読み手も残念な気持ちになります。そこで，正しく文章を書くポイントについて，問題を解きながら確認していきましょう。

ワーク1
与えられたヒントを参考に，明快・明確・簡潔な文章になるよう表現を正してください。

ポイント：文中の言葉が内容を伝えるうえで，本当に必要かどうかを考える
A　職場でも子どもが落ち着いて過ごせるように，職場内に子どもの居場所と保育士を確保できるように，実際の現実的な問題を考えるべきだ。
B　新たに近くに開店したラーメン屋に，自分の店舗の顧客の大部分が，奪われてしまった。

ポイント：正しい文法となっているか確認する

A 新しい部署でどのような業務や役割に与えられるのか不安である。

B 高度先進医療の提供は，大学病院が担うべき課題がある。

C 指導した結果，部下が笑顔を見せたり，できることが増えたりすると本当にやりがいのある仕事となる。

ポイント：重複をさける

A まず最初に，次のことに言及しなくてはならない。

B 各支社ごとに，会計処理が適切になされているかの確認を，もう一度再確認してほしい。

C 注目されている販促方法として，次の3つの販促方法がある。

ポイント：まわりくどい言い回しをさける

A この書類は公文書に相当するものと考えることができる。

B 今後は会議の時間を減らしていくことをおこなっていくことにする。

C 後輩への指導をしていく立場として，今後も積極的に知識・経験を積んでいく必要があると感じている。

ポイント：接続助詞の多用に注意する

私たち日本人のほとんどは，日本以外の国で生活したことがないので，日本こそが生活するのに最適な国だと思いがちだが，実際にはそんなことはない。

ポイント：文を短くし，要点を述べる

地域包括ケアでは，地域の医療機関やかかりつけ医をはじめ，さまざまな業種との連携が必要であるが，それぞれのスタッフが連携することで，患者の療養上の不安や経済的問題などを解決しながら，患者にとって最適な支援業務を常におこなう必要があると考える。

正しく文章を書くためには，①単語や語句レベルの表記・選び方・使い方，②文や段落の長さ・役割・順序など，日本語の文法が正しく理解される必要が

あります。

　文章には，どうしても個人の癖や傾向が強くあらわれます。レポートを添削
していると，同じ語尾を繰り返したり，「〜こと」を多用したり，常に述語を進
行形の「〜ていく」としたり，少し気をつければ修正できる文章が目につきま
す。自分の書く文章のよくない癖を正すには，できるだけ他の人に読んでもら
ったり，添削してもらったりすることをおすすめします。

Column

　レポートを書くときに，必要以上に表現を硬くする必要はありません。時折，文章を"カッコよく"見せようと，自分でもよく理解できていない難解な用語や難しい言い回しを使う人もいますが，逆にその部分が浮いてしまい，"カッコ悪さ"が目立つ残念な場合もあります。では，どのレベルの用語や語句の使用を想定すればよいのでしょうか。実は，私たちは，一般的なレポートを書くために必要な語彙や文法を，中学校までの義務教育で学んでいるのです。

　社会学者の上野千鶴子さんは，学生から専門用語がでると，「中三階級の用語で」（上野千鶴子，2018: 267）（「中産階級」ではありません）と指導したそうです。これは，難解な用語も，平易な言葉で相手に説明できるぐらいまで理解度を高めるよう促した発言だと思います。逆にいえば，「中三階級」の読み書き能力があれば，高度な学術的・専門知識は別として，大概のことは理解でき，説明できるということです。

　レポートの中で，専門用語や概念をキーワードとして用いる場合もあると思いますが，それらの語の定義はもちろん，どのような背景や文脈において用いられる語なのか確認し，自分の文章ではどのような意図をもって使用するのか，十分に自覚して取り入れるよう心がけましょう。難解な概念や抽象度の高い言葉も，平易な言葉で具体的に説明できるかどうか，自分の理解度が試されてもいるといえるでしょう。

第2部　実践編

5 《実践編》 レポートを読む

■5-1　レポートを読む

　皆さんの中には職場で中堅の立場となり，指導する側として部下・後輩・新人の書いたレポートを点検したり，添削したりした経験のある方もいらっしゃると思います。そうした経験について，

　「レポートを書く技術が身についていないため，的確な指導ができていないと感じます」
　「スタッフの書いたものを添削する機会が増えました。改善すべき点があるとはわかるのですが，具体的な表現を提案できず，有益なアドバイスができていません」
　「後輩のレポートを指導するときには，何度も読み直してなんとか添削している状態で，きちんと指導できているか不安です」

という感想を聞いたことがあります。
　このように，レポートの添削・指導に対して苦手意識を持つ方も少なくないようです。
　一方，上司にレポートの指導をしてもらった経験のある人の中には，

　「提出するレポートを上司に見てもらったことがありますが，どこをどう直せばよいのか具体的な助言はなく，ダメ出しばかりで，何度も書き直した経験があります。それから書くことが嫌いになりました」
　「書いた内容について「何が言いたいのかわからない」と一方的に否定され，自信をなくしました」

などネガティブな感情や記憶を抱いている人もいるようです。

　そもそも添削というのは，レポートを書く手順にあった点検でおこなう作業と重なります。ですから添削が苦手だと感じる人は，自身のレポートの点検もうまくできていない可能性が高いのではないでしょうか。

　また，添削作業では，書かれた内容を正しく理解し，適切に評価する読解力が必要です。この力がなければ，他の人の書いたものに対して有益な助言を与えることはできません。

　本来，第三者に添削してもらうことは，書き手にとってとても貴重な機会です。一方，添削・指導する側にとっても，書かれた内容から新たな知見を得たり，自身の読み書きスキルを向上させたりする良い機会となります。

　そこで本章では，点検・添削の場面でも活用できるレポートの読み方を解説します。

▍5-2　問いながら読む

　レポートや論文などの「論理の文章」を読むとき，読み手は書かれた内容を理解するだけでなく，評価する必要があります。その方法については第7章で説明しますが，この評価を伴う読み方には，一定の手順や方法があります。

　まず，「論理の文章」を読むにあたって前提となる考え方があります。それは，第1章でも触れた**論理的思考**と**批判的思考**です。これらの思考を働かせた読み方とはどのようなものでしょうか。

　それは，「この情報は本当に正しいのか」「主張と理由は結びついているか」「論理の飛躍はないか」と問いながら丁寧に読み進めるやり方です。文章の読解に必須となるのはこの「問う」ことなのです。

　論理学者の野矢茂樹さんは，「**質問の練習をすることで，文章を読むときの想像力と論理力が鍛えられる**」（野矢，2018; 120）と述べており，文章を能動的に読むための3種類の「問い」を紹介しています。

①**情報の問い（もっと知りたい）**

・もっと詳しく知りたいことはないか

・関連する話題でさらに知りたいことはないか

②**意味の問い（もっと分かりたい）**

・分からない言葉はないか

・曖昧な言葉はないか

③**論証の問い（きちんと納得したい）**

・独断的なところはないか

・飛躍はないか　　　　　　　　　　　　　（野矢, 2018: 120）

この「問いながら読む」という読み方をぜひ実践してみてください。

5-3　読解の基本

　レポートでは著者の主張や考えが述べられます。その内容をしっかりと理解するためには，文章を正しく読み，意味を読み解くこと，すなわち「**読解力**」が必須となります。そこで，「読解力」を身につけるための初歩的な方法を紹介します。

1　要約

　書かれた文章を正確に読んだ上で，書かれている話題や重要な箇所を選び出し，まとめる作業を「**要約**」といいます。要約には2種類あります。

　一つ目は，意見文の作り方で学んだ「話題」「主張」「理由」の3要素をまとめ，論点と根拠をつかむための「**長い要約**」です。

　「長い要約」のまとめ方の手順は，次のとおりです。ちなみに，「長い要約」は複数の文になってもかまいません。

①文章の「話題」「主張」「理由」の要素に線を引く
②線を引いた部分を抜き出し，三要素を確認し，論の展開を把握する
③文と文とのつながりを考えながら，一つの文章として読めるように整える
(名古屋大学教育学部附属中学校・高等学校国語科, 2014: 141)

　二つ目は，文章全体で何が言いたいのか，結論だけを簡単に述べた「**短い要約**」，すなわち「**要旨**」です。

　「要旨」のまとめ方の手順は，次のとおりです。「要旨」は一文で示します。

①文章の「話題」「主張」の要素に部分に線を引く
②「話題」に対応した「主張」であることを確認し，一文にまとめる
(名古屋大学教育学部附属中学校・高等学校国語科, 2014: 148)

2　吟味と説明

　書かれた内容を正確に読んだ上で，内容について判断する作業を「**吟味**」といいます。例えば，書かれた内容について，「正しい／間違っている」「適切／不適切」といった判断を下します。また，その判断の理由を「**説明**」することも求められます。

　「吟味」の具体的な作業は，まず説明不足や情報不足だと思われる部分に「**質問事項**」を書き込みます。情報不足についてはインターネットで検索すると簡単に解決する場合もあるため，自身でも調べるなどしてもよいでしょう。

　次に，意見の内容で間違っていたり，偏ったりしている箇所をはじめ，明らかに事実と異なると思われる部分を「**指摘事項**」として書き込みます。

　「質問事項」「指摘事項」を再度抜き出し，それらに対して，なぜそのように「吟味」（質問，指摘や判断）をしたのか「説明」できるよう，考えを整理します。

3　提案

　「要約」「吟味と説明」の手順を経て，最後に自身の考えや意見を述べること

を「**提案**」といいます。ただし,「提案」は議論として発展させる必要がなければ省いてもかまいません。とくに指導する側の立場では,自身の意見をまとめる時間があるのであれば,書き手の書いたものをしっかり見てあげるほうが親切です。もちろん,助言として,自身の意見を参考程度に添えるのもよいでしょう。互いの意見の違いや経験を照らし合わせることで,書き手の意見がより明確になるからです。

▌5-4　読み方の 3 つの種類

　一般的に,レポートの読み方には「**概略的読み**」「**構造的読み**」「**批判的読み**」の 3 種類があります。順番にみていきましょう。

1　概略的読み

　概略的読みでは情報を効率よく点検しながら読み進めます。なるべく時間をかけず,全体を眺めるように素早く読み通します。おおよその内容をつかみ,点検すべき箇所を効率的に選別し,目を通します。

　概略的読みでは次のような箇所に着目します。

> ①題名・副題　　　　　　　内容の要約をつかむ
> ②目次・見出し　　　　　　全体の構造を知る
> ③序文・序論・はじめに　　テーマを確認する
> ④キーワード　　　　　　　頻繁に登場する語句を拾い読みする
> ⑤考察・結論・おわりに　　要点のみ拾い読みする

2　構造的読み

　構造的読みでは論理の組み立て方や展開の仕方に注意しながら,適宜線引きや書き込みをしつつ読み進めます。

　まず,段落ごとに区切ります。次に,文章の構成や段落の結びつきを確認し,全体の論理展開を把握します。段落ごとに要約し,トピックを整理します。頻

出するキーワード，特定の情報，重要な箇所を見定めます。

　構造的読みでは次の作業をおこないます。

①段落の頭（一字下げ）にチェックを入れる
②接続表現（接続詞）に印をつける
③頻出するキーワードにチェックを入れる
④段落の階層構造を確認する
⑤段落ごとの要点（トピック）を整理する

　段落同士や前後の文の論理展開を把握するには，接続表現に注目します。本書で紹介した接続詞の一覧（☞ pp. 56–57）からその役割を理解しておくとよいでしょう。

3　批判的読み

　批判的読みはクリティカル・リーディングともいいます。筆者の主張・意見の理由や裏付けとなる根拠の判断基準を理解し，評価しながら読み進めます。

　第1章で，短い文でも「事柄の順序」や「原因と結果」といった関係を見つけ，両者の間に矛盾や飛躍が生じていないか，丁寧に読み解く「論理力」を学びました。第2章では，意見文の要素である「主張」「理由・根拠」の構造や結びつきを学びました。批判的読みでは，すでに学んだこれらの作業を，一文・段落・文章全体のそれぞれのレベルでおこないます。

　批判的読みでは次の項目をチェックします。

①主張や意見の理由・裏付けとなる根拠の部分が信頼できる情報かどうか
②主張や意見の根拠となる判断基準が妥当かどうか
③事実と異なる安易な思い込みはないか
④論理的な誤りを含む推理はないか
　（説明不足・論理の飛躍・過度な一般化）
⑤論理展開や論旨の妥当性，説得力があるか（目的と結論の整合性）

■5-5　批判的読みの練習

　先の３つの読み方で難易度が高いのは，言うまでもなく批判的読みです。そこで，批判的読みをどのように進めればよいのか，短い意見文で実践しましょう。

> **例題 1**
> 「批判的読み」を意識して次の文章を読んでください。その上で，内容について疑問や質問をあげてください。
>
> 看護師の離職率は年々上がり続けている。離職の原因は，女性看護師の出産や育児といったライフイベントに伴う個人の理由が大半となっている。したがって，女性看護師の産休・育休中の給付金制度を充実させるべきだ。

　まず，最初に例文の「主張」「理由」「根拠」を整理しましょう。主張は「女性看護師の産休・育休中の給付金制度を充実させるべき」です。理由は「離職の原因は，女性看護師の出産や育児といったライフイベントに伴う個人の理由が大半である」からです。そして，「つながり根拠」（メインの理由の根拠）は「産休・育休中の給付金制度が充実すれば女性看護師の離職率が下がる」です。「なかみの根拠」（根拠の正しさ）として「女性看護師の離職理由の大半は出産・育児といったライフイベントに伴うものだ」あるいは「産休・育休中の給付金制度により女性看護師の出産や育児の労力が軽減される」が読み取れます。

　サラッと読めば納得しそうな文章ですが，批判的読みのポイントに留意し，確認していきましょう。

1　「事実と異なる安易な思い込みはないか」

　まず，「看護師の離職率は年々上がり続けている」という文です。

　「病院看護職員の離職率の推移」を示すデータ（図5-1）によると，2005年から2020年にかけて「看護師の離職率が年々上がり続けている」という傾向はみられません。

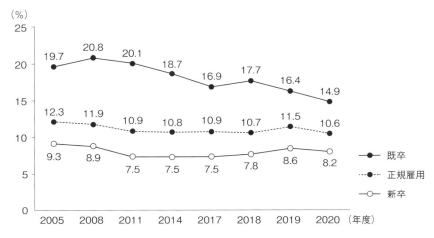

図 5-1　病院看護職員（看護師・保健師・助産師・准看護師）の離職率の推移

出典：日本看護協会広報部（2022: ●）

表 5-1　病床規模別（看護師・保健師・助産師・准看護師）の離職率

出典：日本看護協会広報部（2022: ●）

	2020 年度離職率（2021 年調査）				2019 年度離職率（2020 年調査）			
	回答施設数	正規雇用看護職員	新卒採用者	既卒採用者	回答施設数	正規雇用看護職員	新卒採用者	既卒採用者
全体	2,432	10.6%	8.2%	14.9%	3,570	11.5%	8.6%	16.4%
99 床以下	566	11.7%	10.5%	17.7%	933	13.5%	14.8%	23.1%
100–199 床	852	11.7%	11.3%	17.8%	1,274	12.9%	10.2%	19.4%
200–299 床	329	11.4%	8.3%	14.7%	484	12.4%	8.2%	14.3%
300–399 床	278	10.7%	9.3%	15.1%	384	11.8%	8.0%	12.7%
400–499 床	167	10.0%	8.2%	12.7%	220	10.0%	7.6%	11.9%
500 床以上	236	9.8%	7.2%	12.2%	274	10.7%	8.5%	11.5%
無回答・不明	4	10.0%	0.0%	20.0%	1	4.5%	-	0.0%

表5-2　病床規模別（看護師・准看護師）の離職率
出典：日本看護協会広報部（2022: ●）

	2020年度「看護師」離職率 (2021年調査)				2020年度「准看護師」離職率 (2021年調査)			
	回答施設数	正規雇用看護職員	新卒採用者	既卒採用者	回答施設数	正規雇用看護職員	新卒採用者	既卒採用者
全体	2,571	10.4%	8.1%	14.6%	2,446	11.9%	18.6%	28.0%
99床以下	592	11.6%	10.0%	16.4%	569	12.0%	17.3%	35.1%
100–199床	892	11.6%	10.2%	17.4%	858	12.0%	24.1%	25.6%
200–299床	345	11.2%	8.1%	13.4%	330	11.7%	13.1%	38.5%
300–399床	299	10.5%	8.9%	16.1%	280	12.5%	12.9%	20.0%
400–499床	184	10.0%	8.1%	12.4%	169	11.0%	20.7%	15.4%
500床以上	255	9.8%	7.4%	12.1%	236	12.3%	9.1%	33.3%
無回答・不明	4	11.6%	0.0%	50.0%	4	30.0%	0.0%	0.0%

　もしかすると，病床規模別，あるいは看護師と准看護師とで区別した場合にそうした傾向がみられるのかもれません。同じ資料のデータから確認してみましょう。

　「99床以下」「100–199床」の離職率は高くなっているものの，いずれの病床規模でも離職率は前年度よりも低い傾向にあります（表5-1）。看護師においては「99床以下」「100–199床」の病院で離職率が若干高いものの，准看護師では病床規模別の差異は明確ではないことがわかります（表5-2）。したがって「看護師の離職率は年々上がり続けている」という情報は正確ではないことがわかりました。

2　「主張や意見の理由・裏付けとなる根拠の部分が信頼できる情報かどうか」

　理由の根拠となる「離職の原因は，女性看護師の出産や育児といったライフイベントに伴う個人の理由が大半となっている」という箇所を確認しましょう。

　少し古いデータになりますが，「看護職員就業状況等実態調査結果」（図5-2）によると，「出産・育児のため」を理由に挙げた人が一番多く，次いで「その

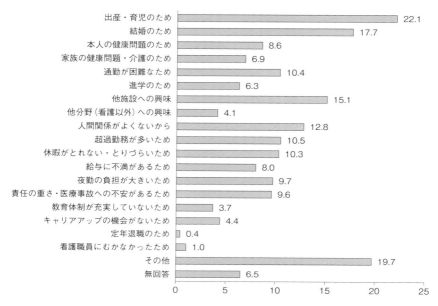

図 5-2　看護職員就業状況等実態調査結果
出典：厚生労働省医政局看護課（2011: 28）

他」「結婚のため」「他施設への興味」「人間関係がよくないから」が続きます。確かに看護職員の離職の原因で最も多い理由は「出産・育児のため」で 22.1% です。しかし，例文ではこの割合を「大半」と表現していますが，「大半」とは「半分以上，過半，大部分」を意味します。適切な表現となっていないため，修正する必要があります。

3 「主張や意見の根拠となる判断基準が妥当かどうか」

　では，根拠の内容にあたる「産休・育休中の給付金制度が充実すれば女性看護師の離職率が下がる」という箇所を検討しましょう。

　「看護職員になってからこれまでに受けた支援・活用した制度等，受けたかったが受けられなかった支援・制度等」（図 5-3）のデータを確認します。「受けた支援・活用した制度」では「育児休業」が最も多く，次に「両親等，家族による育児の支援」，「夜勤の免除又は夜勤回数の軽減」と続きます。また，「受

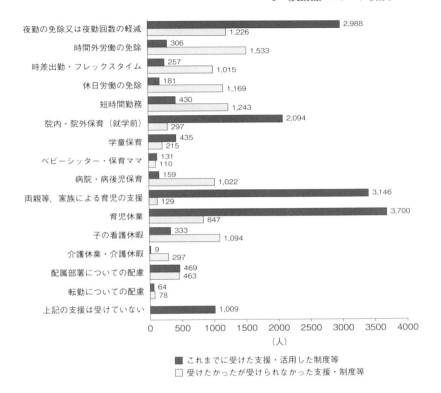

図 5-3　看護職員になってからこれまでに受けた支援・活用した制度等，
受けたかったが受けられなかった支援・制度等（第 1 子の妊娠・出産・育児の際）
出典：厚生労働省医政局看護課（2011: 11）

けたかったが受けられなかった支援・制度」では上位から「時間外労働の免除」，
「短時間勤務」，「夜勤の免除又は夜勤回数の軽減」，「休日労働の免除」となりま
す。これらのデータを集約すると労働時間の軽減や免除に対する要望が高いこ
とがわかります。

　このデータを参照するまでもなく，過重労働が常態化している医療従事者の
労働環境・時間の整備をはじめ，とりわけ女性が 9 割以上を占める看護職では，
出産・育児に伴う支援や制度の充実は必要不可欠です。

　その意味において，例文の主張は決して間違いではありません。制度や支

援の一つとして，給付金の増額や充実に着目するのはよいと思います。ただし，この箇所は主張にかかるメインの根拠となるため，両者の結びつきに飛躍があると説得力が弱まります。

　そこで，代替案として，「産休・育休中の給付金制度」と限定しない主張とします。つまり，主張を「産休・育休中の制度を強化すべきだ」あるいは「産休・育休中の制度を充実させるべきだ」という表現にとどめておくのです。その上で，「産休・育休中の制度の充実させる一つとして，給付金制度の強化を提案する」と論点の一つとして組み込めばよいと考えます。

　実は，先に紹介したいくつかのデータの数値は，さまざまな解釈が可能です。つまり，数値をどのように解釈するのか，言語化してはじめて意味が特定されます。言葉で特定するとそれが「事実」のように捉えられてしまいます。「解釈」はあくまでも仮説の一つにすぎません。そのため，仮説が正しいかどうかは，検証する必要があります。

　点検・添削作業では，書き手と異なる視点に立ち，解釈や仮説の検証が求められます。例えば，文中のデータや情報が最新のものかどうか，出典は信頼のおける資料なのか，データや数値をどのように扱っているのか，判断基準はどこにあるのか，を読み解きます。もしそれが間違っていれば指摘しなくてはいけません。批判的読みでは，細部から全体まで丁寧に読まなくてはならない理由が理解できたと思います。

▌5-6　添削の心得

　最後に，他の人が書いた文章を読み，添削をするときの留意点をあげます。

　そもそも添削をする目的は，書き手の伝えたいことがよりよく通じる文章になるよう，助言や示唆を与えることです。文章を批判的に読んだり，疑問や質問をしたりする行為は，書いた内容に対する非難や揚げ足取りでは決してありません。

　また当然ですが，書き手の意見や考えを否定したり，反論したりすることでもありません。大切なのは，意見を支える理由や根拠が適切なものか，またそれらの結びつきに矛盾や飛躍はないのか，第三者の視点から気づいてあげるこ

とです。書き手の意見を尊重し，自分の価値観や意見を押し付けないようにしましょう。

　指導する側として添削する場合は，書き手も納得できるよりよい文章表現となるよう，言葉を尽くした対話や議論を心がけましょう。ダメ出しばかりでなく，内容や意見をしっかり汲み取り，代替案を出せるようになれば，書き手との信頼関係も高まるでしょう。何より，他の人の文章を点検・添削する機会は，自身の読む力，書く力を磨く絶好の機会でもあることを忘れないでください。

Column

　みなさんもよくご存知だと思いますが，「2025年問題」というキーワードが医療・介護業界では広く認知されています。2025年以降後期高齢者人口の爆発的な増加により，医療・介護のさまざまな面に多大な影響を与える問題です。例えば，厚生労働省は2025年以降最大で27万人の看護師が不足すると算出しました[1]。「2025年」問題の一つとして医療従事者の人材不足の深刻化が挙げられます。そのため，看護職の離職問題は現在もさかんに議論されるテーマの一つとなっています。

　しかし，日本における離職問題や人材不足というテーマは，医療・介護業界以外でも大きな社会問題となっています。そこで他の業界の状況にも目を向け，比較してみましょう。

　厚生労働省の雇用動向調査（厚生労働省, 2020）によると，2009〜2019年までの全産業の平均離職率は15%となっています。2018年の産業別・離職状況では，新型コロナウィルス感染症が本格的に流行する前年にもかかわらず，宿泊業，飲食サービス等が26.9%と最も高い割合です。「医療，福祉」は5番目の15.5%で，看護職員は11%弱になります。

　2017年の厚労省による有効求人倍率からみた「人手不足が深刻な職業」では「建設躯体工事の職業」（9.6倍）「保安の職業」（6.9倍）「医師，歯科医師，獣医師，薬剤師」（6.7倍）が上位3位で，「保健師，助産師，看護師」（2.6倍）は22位に位置します[2]。

　ところで，みなさんは「2024年問題」をご存知でしょうか。2024年以降，運送・物流業界では，長時間・時間外労働を制限する法律が施行されます。そのため，業界の慢性的な人手不足がさらに深刻化し，物流が滞るなど社会に大きな影響を及ぼすと予測されている問題です。

　このように，離職問題・人手不足という共通のテーマにおいて，他の業界・職種と比較したりすることで，広い視野で問題を捉えることができ，新しい見解や論点が見つかるかもしれません。

---

1)「看護職員，2025年に6万人〜27万人不足　厚労省推計」朝日新聞デジタル〈https://www.asahi.com/articles/ASM9Z5394M9ZULBJ00D.html（最終確認日: 2023年2月28日）〉
2)「「人手不足な職業・人余りな職業」ランキング」東洋経済オンライン〈https://toyokeizai.net/articles/-/216656?page=3（最終確認日: 2023年2月28日）〉

6 《実践編》記述力を強化する

■6-1 レポートにおける文章表現力とは

レポートを書くのが苦手だという人から「自分の書きたいことが言葉でうまく表現できない」「レポートにふさわしい言葉や表現が見つからない」というコメントをいただきます。確かに自分が書いたものを読んでみると，言いたいこととどこかずれてしまっている，しっくりくる表現や言い回しが他にもありそうだと感じることがよくあります。

しかし，これらの"言葉"，"表現"というのは，一体何を指しているのでしょうか。単語・語句レベルでしょうか。文・文章全体でしょうか。そもそもレポートにふさわしい文章表現をどのようなイメージでとらえているのでしょうか。

第3章では，「味の文章」は感動や共感を与える文章で，一方の「論理の文章」は読み手と知識や情報を共有する文章だと説明しました。つまり，"文章表現力"と一言でいっても，多種多様な文書においてそれぞれに適った文体や表現があることがわかります。

ところで，「文章表現力の高い文章というのは，意味や意図がわかりやすい文章，読み手を共感させる文章のこと」（上野郁江，2018: 36）だと指摘する書籍があります。また「読み手を共感させる文章表現」には，「相手に刺さる，響く言葉の使用」が大切だとしています。

確かに「論理の文章」で書かれた本であっても共感やインパクトのある言葉を多用するものもあります。近年はSNSの普及もあり，"共感"できる，"心に刺さる"表現が重宝される傾向にあります。また，ビジネスや営業・企画のプレゼンでは，こうした言葉の利用は効果的でしょう。

しかし，一般的なレポートでは「相手に刺さる，響く言葉」よりも，自身の

言いたいことを具現するための的確な言葉を見つけることを優先します。

　第3章では看護師・看護職のみなさんが書く文章について，「共感や感受性が豊かで，感情や思いが伝わる」のは良い点ですが，「主観的な印象をうけやすい」という問題点を挙げました。実は，看護師のみなさんに向けたレポートの書き方を指南する著書でも，この"気持ちや思い"の伝わる文章表現を重視する見解もあります。

> 　良い文章とは，書き手の意見や主張が読み手に明快に伝わり，書き手の音調（リズム）がその読み手にフィットして読みやすく，そして，書き手の気持ちや思いが読み手の心に伝わる文章をいうのです。（水戸，2020: 3）

　ですが，「論理の文章」として，読み手に「気持ち」や「思い」が伝わる文章を作るのは至難の業です。もちろん，「気持ち」や「思い」の伝わる文章を軽視するわけではありません。自分の関心のあるテーマや似た状況が書かれていると，共感を覚える気持ちも理解できます。私も看護師・看護職の受講生の方が書いたレポートの内容に共感したり，心を動かされたりした経験もあります。それでも「論理の文章」のよしあしは，まずは「意見や主張が読み手に明快に伝わること」を優先すべきだと考えます。

　ところで，古郡廷治さんは文章の表現技術について次のように述べています。

> 　顔つきは「内面」を反映します。それが表情をつくります。文章に表情を与えるのは表現力ですが，一朝一夕に身につくものではありません。[…] しかし，論理の文章を書く上で，表現力をつけるための表現技術なら[…]比較的楽に習得することができます。（古郡，2006: 29）

　具体的には，「**完全な構造の文を書く**」「**短い文，簡潔な文を書く**」「**能動態主体の文を書く**」「**肯定文主体の文を書く**」「**接続用語を多用しないで書く**」「**意味の限定された語句を使って書く**」といった表現技術を指します。

　本章では，こうした文章表現力を身につけるために，文法の基本も含め，ポイントを押さえて説明します。

■6-2　文の構造と文法

　普段私たちは，言葉のルールである「文法」をさほど気にせず言葉を使用しています。しかし，レポートで使用する言葉は，文法に則って適切に，的確に記述しなくてはいけません。そこで改めて文法の基礎を確認していきましょう。

1　単語の種類や用法について理解する

　文を構成する最小単位は**単語**です。それらを組み合わせ，並べることで文が作られます。日本語のすべての単語は大きくは**自立語（意味をもつもの）**と付**属語（意味をもたないもの）**に分かれ，10 種類のグループに整理できます。

　適切かつ的確な文とするためには，文を構成する最小単位である単語の役割を理解する必要があります。そこでまずは品詞分類表（図 6-1）で，文法上の単語の種類や役割を確認しましょう。

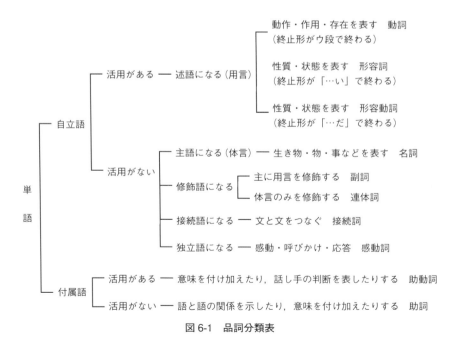

図 6-1　品詞分類表

ワーク1

次の単語の品詞を答えてください。

　思う　られる　楽しい　を　はい　うるさい　私　あらゆる　静かだ
　しかし　静岡　犬　起きる　ゆっくり　が　もっと　ああ　また
　わが　する　時間　費やす　だから　親切だ　たがる

2　単語と単語のつながり方を理解する

　最小単位の単語同士を，付属語を用いてひとかたまりの要素としてまとめ，意味を作り出したものを「**文節**」といいます。「文節」は自立語と付属語で構成されたもので，区切っても不自然にならない最小の単位です。息継ぎや切れ目として「ネ」や「サ」を入れて不自然ではない箇所が「文節」の切れ目となります。「**1文節に1自立語**」の原則があります。

　　例）今年（ネ），／開催された（ネ）／オリンピックでは（ネ），／日本人選手が
　　　　（ネ）／大活躍して（ネ）／多くの（ネ）／メダルを（ネ）／獲得した（ヨ）。

3　文節と文節の関係を理解する

　いくつかの文節がつながって「文」が作られます。そのとき，文節と文節がどのような関係で結びつき，つながっていくのかを理解する必要があります。

　文節同士がつながる関係で，代表的なものは次の3つです。

①主語と述語の関係
　「何が」にあたる部分を「**主語**」，「どうする」「どんなだ」「なんだ」にあたる部分を「**述語**」といいます。**文は基本的には1つの主語と1つの述語からなります**。
　例）猫が，鳴く。（何が，どうする）
　　　主語　　述語

例）<u>ご飯が</u><u>おいしい</u>。（何が，どんなだ）
　　　主語　　　述語

例）<u>彼は</u><u>看護師だ</u>。（何が，なんだ）
　　　主語　　　述語

　構造上必要な要素である主語と述語のどちらかが欠けていたり，並べ方がおかしかったりすると意味がとりにくい文になります。

　「歩く」は，「犬が歩く」「花子が歩く」といったように，文法的に「歩く主体」である主語が必要です。また，「投げる」は，文法的に，「投げる人」（主語）と「投げられるもの」（目的語）が必要となります。そこで，「ピッチャーがボールを投げる」が正しい文となります。

　「主述の不一致」は，主語と述語が呼応していない場合に生じます。また，主語と呼応すべき述語が欠けていることもあります。こうした事態を回避するためには，主語と述語の間を空けすぎないように，主語・目的語・述語のそれぞれにかかる要素をできるだけ短くします。**主語 – 述語，主語 – 目的語 – 述語の構造がわかりやすい，簡潔な表現**とします。

②修飾語と被修飾語の関係
　他の文節を詳しく説明する文節を「修飾語」といい，詳しく説明される文節を「被修飾語」といいます。例えば，次の文は，この関係が折り重なって作られています。

例）　とても　美しい　<u>花が</u>　庭に　たくさん　<u>咲いた</u>。
　　　　　　　　　　　主語　　　　　　　　　　述語

「とても」（修飾語）と「美しい」（被修飾語）
「庭に」（修飾語）と「咲いた」（被修飾語）
「たくさん」（修飾語）と「咲いた」（被修飾語）
「とても美しい」（修飾語）と「花」（被修飾語）

修飾語と被修飾語の間はなるべく離さず，修飾語は被修飾語の直前におきます。

> **③独立の関係**
>
> 主語・述語・修飾語・被修飾語にもならず，他の文節と直接の関係がないものを「独立語」といいます。呼びかけ（「ねえ」），感動（「ああ」），応答（「はい」），前文との接続を作るもの（「しかし」）が該当します。

4 文と文との関係を理解する

複数の文がつながって「**文章**」が作られます。「文章」を作るときには，文と文とがどのような関係で結びつくのか，理解する必要があります。文と文との関係は，表6-1のとおり接続詞と同様の分類で示されます。またこの分類は，段落と段落との関係にも応用できます。

ここで注意しておきたいのは，文と文との関係を厳密に分類することが重要なのではありません。文章を作るときに，前後の文を行き当たりばったりでつなげないためにも，これらの型を知っておくとよいでしょう。

█6-3 作文の手順

第3章で，看護職の方の文体は，「具体的な事例や事象に対する観察眼が鋭く，記述が詳細である」と指摘しました。一方で，「評価を含む，客観的，俯瞰的，分析的視点が乏しい」「情報の羅列が多く，整理されていない」という問題点もあげました。

では，観察した事実をどのように記述すれば，レポートに書く内容としてふさわしい表現になるのでしょうか。

そこで，**作文の基本**に立ち戻って説明したいと思います。主張を作るまでの作文の手順には，「**観察**」「**分析**」「**主張**」という3つのステップがあります。「主張」については第2章で学んだので，ここでは「観察」と「分析」について説明します。

表 6-1　文と文の関係の分類

①順接型・展開型	A. 前文の事柄が原因・理由となり，その順当な結果が後続の文にくるような場合 例）君の歌が大好きだ。ずっと聴いていたいんだ。 B. 前文の事柄を受けて，後続の文で順当な内容に発展・展開する場合 例）今日はいい天気だ。散歩にでもでかけよう。
②逆接型	前文の事柄から，当然，類推される結果とは逆の結果が後続の文にくるような場合 例）8月も下旬になった。夏休みの宿題は何一つ終わっていない。
③並列型	2つ以上の事柄を，文と文との形で，並べる場合 例）小学生の入場料金は 300 円です。中学生以上は 500 円です。
④添加（累加）型	前文の事柄に，後続の文の事柄を付け加える場合 例）新しい検査センターが病院に併設された。設備も最新らしい。
⑤対比型	前文の事柄と，後続の文の事柄とを比較・対比する場合 例）山田さんは表情が豊かだ。鈴木さんはポーカーフェイスだ。
⑥選択型	前文の事柄と，後続の文の，どちらか一方を選択する場合 例）本を読むべきか。漫画を読むべきか。
⑦補足（説明）型	前文の事柄の原因・理由などを後続の文が補足・説明する場合 例）眠くなってきた。徹夜でゲームをしたせいだ。
⑧同格（言い換え・例示）型	前文の事柄について，後続の文で，別の言い方で繰り返したり，例をあげて述べたりする場合 例）結果を恐れて立ち止まってはいけない。何事もまずは挑戦することが大事だ。
⑨転換型	前文の事柄とは，別の話題に話を変える場合 例）以上で説明を終わります。質問はありますか。

1　観察

　「**観察**」のステップでは，対象となる物事をよく見て事実を手に入れることが目的です。ですから，「観察」では物事を具体的かつ客観的に記す作業が中心となります。

　物事を事実として記述する方法には次の4種類があります。

> ①時系列に沿って経験や記憶を語る。
> ②物事がなぜ，どのように起こったのかを説明する。
> ③物事がどのようであったかを報告する。
> ④物事の手順を説明する。

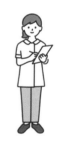

　例えば，看護の場面では「場面情報」「会話情報」「文字情報」に区別します。髙谷修さんは，患者や看護師が「言った言葉」「為した行為」「整えた身の周りの状態」という3点の基本情報で，意味を読み取るための文が作成できるとしています（髙谷，2017: 160-161）。

　「観察」の記述で注意すべき点があります。まず，思いつきや印象の強い経験や記憶のみに頼らないようにします。次に，取り上げる物事や対象に過度な思い入れをしたり，感情の影響を受けたりしないよう，冷静な記述に努めます。そして，物事の因果関係を直感的，衝動的に見出さないよう，客観的，分析的な視点に重点をおきます。記述の仕方では，あいまいな表現や抽象的な表現を排除し，できるだけ具体的な記述を心がけます。

2　分析

　「**分析**」は，観察した事実をまとめ，そこから意味を引き出す作業です。このステップでは，よく考え調べること，つまり考察に重点がおかれます。

　「**観察**」と「**分析**」では，2つの方向からのアプローチが可能です。例えば，テーマが「あなたが看護において大切にしていること」だとします。「患者と信頼関係を築くための声がけ」という答えが仮説として浮かんだとします。その

場合，「患者と信頼関係を築くための声がけが大切だ」と分析した状態なので，なぜそう考えたのか，理由・根拠となる事実を「観察」材料から探します。

　逆に，第2章の意見文でも学んだように，「観察」材料から事実や事例をいくつか書き出し，整理することで，答えや理由・根拠となる事実を見つけるというアプローチもできます。

■6-4　適切で的確な語句を使用する

　わかりやすい文章表現の3原則とは，記述が「明快・明確・簡潔」であることを第4章で確認しました。こうした記述をめざすためには，**適切かつ的確な語句を用いる**必要があります。**適切な言葉**とは，「**望ましい種類の語句**」を意味し，**的確な言葉**とは「**いいたいことを表現するのにもっともふさわしい語句**」（古郡，2014: 230）を意味します。そこで，適切で的確な語句の選択で，大切なポイントを3つあげたいと思います。

1　書き言葉と話し言葉を区別する

　インターネットの普及で，メールやSNS上でのやりとりがさかんになったこともあり，**書き言葉（文語体）**よりも**話し言葉（口語体）**で文を作る機会が多くなりました。そのため話し言葉と書き言葉の違いが明確に認識されにくい状況があります。もちろん，言葉も社会と同じく歴史とともにその意味や使われ方も流動的に変化していくものですから，今は誤用とされてもそうでなくなることもあるかもしれません。それでもやはり，論理の文章に話し言葉が混在していると，読み手としても少なからず違和感を覚えます。また，口語・俗語・卑語が入ると「文の中立性，客観性を損なったり，質を落としてしまったりする」（古郡，2014: 226）ので注意します。

　では書き言葉と話し言葉を区別する練習をしてみましょう。

> **ワーク 2**
>
> 次の文で話し言葉になっている箇所を見つけ，書き言葉に直してください。
>
> A　店の顧客満足度を調査していこうと思う。
>
> B　コロナウィルス感染症の拡大により，観光や旅行を控える人が増えてき
> ている。
>
> C　ようやく家に戻ってこれた。
>
> D　友人が部屋に遊びに来てる。
>
> E　今日の仕事はほぼほぼ終わった。
>
> F　韓国ドラマにはまる人が多いのは，その物語設定の突拍子のなさからだ。

〈ワーク 2 の回答と解説〉

●動詞に「いく（行く）」「くる（来る）」をつけない

　A　店の顧客満足度を調査しようと思う。

　B　コロナウィルス感染症の拡大により，観光や旅行を控える人が増えてい
　　る。

●「ら」抜き言葉，「い」抜き言葉

　C　ようやく家に戻ってこられた。

　D　友人が部屋に遊びに来ている。

●最近の話し言葉の影響を受ける

　E　今日の仕事はほぼ終わった。

　F　韓国ドラマに夢中になる人が多いのは，その物語設定の突拍子のなさか
　　らだ。

他にも，以下に注意すべき語句をあげていますので確認してください。

●**話し言葉として注意すべき語句**

でも	→	しかし
なので，だから	→	そのため，したがって
いろんな	→	さまざまな
たくさん，いっぱい	→	多くの，多い
やっぱり	→	やはり
もっと	→	さらに
どっち	→	どちら

2　数ある選択肢の中から最適の一語を選び抜く

「的確な言葉の使用」とは，数ある選択肢の中から，自分の言いたいことが正確に，効果的に伝わる語句を検討し，選択することです。例えば，「言葉」という単語には，「用語」「語句」「単語」「語彙」など似た意味を持つ語が多くあります。もう少し細かくいうと，語形は異なっていながら，**意味がとても似ている言葉を「類義語」**といいます。語形は異なっていながら，**意味がほとんど同じ言葉を「同義語」**といいます。

　類義語や同義語を辞書で調べるなどして，自分の伝えたい内容や表現としてピッタリ合うような，最適の一語となるのはどれかを吟味し，選択します。例えば，「最適の」という語句には，「うってつけの」「格好の」「都合のいい」「ばっちりの」「好都合の」「合っている」「ぴったりの」「問題ない」「不具合のない」「好適の」「好ましい」「条件に合った」など似たような言葉がたくさんあります。他の語句の言い換えはないか，国語辞典で本来の意味を調べるのもおすすめです。

　また，少し古いものになりますが，日本看護協会が作成した「看護にかかわる主要な用語の解説」（日本看護協会，2007）では，用語の概念的定義，歴史的変遷，社会的文脈がまとめられており，それらの医療・看護の用語の定義や変遷を理解するのに役立ちます。

　「うまい言い回しだな」「わかりやすい表現だな」「自分もこのような文章を書

いてみたいな」と思えるような表現や文章に出会ったときには，メモをとっておくなどして，書くときの参考にしたり，文章に取り入れたりするのもよいでしょう。

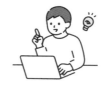

3 外来語の使用に留意する

　日本語ではカタカナで表記する主に英語由来の外来語が多用されます。最近レポートでもこうした語が非常によく見受けられます。

　こうした言葉には大きく2種類あります。物事の性質や状態を表す語に「だ」を伴って，「シンプルだ」「スマートだ」のように**形容動詞化したもの**と，物事の動作や変化などを表す語に「する」を伴って，「チャレンジする」「ドライブする」のように**動詞化したもの**があります。

　しかし，これらの語は正式には造語や俗語と呼ばれるもので，レポートや論文での使用は推奨されません。もちろん，日本語として長く定着し，公的な文書でも使用してよい語もあります。また，日本語で表現するのに該当する用語や概念がない専門用語などはその限りではありません。

　例えば，次のような文章をみてください。

　例）従業員の労働環境をフレキシブルにコントロールし，アセスメントする
　　　ことが，マネジメントとしてスマートなやり方だ。

「マネジメント」はよいとして，「フレキシブルに」は「柔軟に」，「コントロールする」は「管理する」，「アセスメントする」は「評価する」という日本語でも十分意味が通じます。「スマート」というのは日本語では「細い」「痩せている」という意味で使用されますが誤用です。もちろん日本でも，「賢い」「洗

練された」「すばやい」といった英語の意味でも通じる場合がありますが，例文の場合，日本語で表現できると思います。

　また次のような文をみてみましょう。

　例）　異業種のスタッフとコミュニケーションすることで，自身のモチベーションにも効果的で，仕事へのインセンティブも高まる。

　「コミュニケーションする」といった表現は，口語的です。「コミュニケーションをとる」とか「図る」などとします。「モチベーション」も「インセンティブ」も「動機づけ」という同じ意味を持ちます。ただし，モチベーションは自発的，内発的なものである一方，インセンティブは，外発的なものです。こうした違いを理解した上で使用しているのであれば問題ありません。

■6-5　句読点の使用

　句読点は文の要素の区切りを示します。節や句を区切る**読点**は，「**読む上で息継ぎが必要と思われる箇所**」，あるいは「**論理的にひとかたまりの意味をなす箇所**」に入れます。「論理的にひとかたまりにする」というのは，文の構造を明確にする意味もあります。

　読点は少なすぎても，多すぎても読みにくくなります。また読点の位置で意味を変えてしまう場合もあるため，注意が必要です。

　では，どのような場合に読点を打つとよいのか，ワークをしながら解説します。

ワーク3

次の文章について，適当な箇所に読点を入れてください。

A　看護師長の重要な役割の一つとして挙げられるのは部署での事故防止教育の推進と継続である。

B　患者の不安を取り除けるような傾聴と声がけができれば患者と良い関係が築けると思う。

C　その家族は3年前に引っ越して今は隣町に住んでいる。

> D　OECD の調査では日本人の労働時間が減少しているが私たちの実感はそ
> 　　うではない。
>
> E　一人きりの食事はとても味気ないので食欲があまり湧かない。
>
> F　人混みの中で人の流れにのまれて抜け出せず目的地と違う場所に出てし
> 　　まった。
>
> G　初めて営業の仕事にまわされて非常に苦労している。
>
> H　途中下車したときに見た駅構内のポスターはとても印象深いものであっ
> 　　た。

　さて，例文の中で読点を打つべき箇所やポイントを示しながら回答例をみて
いきましょう。

〈ワーク 3 の回答と解説〉

●「長い主語・述語・目的語」の切れ目

　　A　看護師長の重要な役割の一つとして挙げられるのは，部署での事故防止
　　　　教育の推進と継続である。

●前提と結論の間，前提の説明が終わったところ

　　B　患者の不安を取り除けるような傾聴と声がけができれば，患者と良い関
　　　　係が築けると思う。

●時間や場面が変わるところ

　　C　その家族は 3 年前に引っ越して，今は隣町に住んでいる。

●逆説に変わるところ

　　D　OECD の調査では日本人の労働時間が減少しているが，私たちの実感は
　　　　そうではない。

● 「原因」と「結果」，「理由」と「結論」の間

  E　一人きりの食事はとても味気ないので，_食欲があまり湧かない。

  F　人混みの中で人の流れにのまれて抜け出せず，_目的地と違う場所に出て
    しまった。

● 「状況・場の説明」，「そこで起きていること」の間

  G　初めて営業の仕事をまわされて，_非常に苦労している。

  H　途中下車したときに見た駅構内のポスターは，_とても印象深いものであった。

▌6-6　引用の方法

　文書の作成時にはさまざまな資料やデータを用います。また自身の意見を強めるために，他の人の考えや意見を参照することがあります。調べた資料・データ・意見を自身の文章に取り入れるために，第4章で学んだ引用のルールを，改めて確認しておきましょう。

　さて，引用の方法には，主に「**直接引用**」と「**間接引用**」があります。「直接引用」は原文の長さで記述の仕方が異なります。

● **「原文の短い部分」を引用する場合（直接引用）**
　著者の文章をそのまま全く変えず，引用箇所を「」でくくり記述する。

例）書店に行くと，さまざまなジャンルのハウツー本を見かける。すぐに答えや解決策を得たいという人びとの意識の現れだろうか。しかし，社会学者の大澤真幸氏は，「よい本は，解答ではなく，〈問い〉を与えてくれる」（大澤，2014: 4）と述べる。つまり，私たちが本から得るべきなのは答えではなく，問いだというのだ。［…］（下線部が引用箇所）

● **「原文の長い部分」を引用する場合（直接引用）**
　段落を改め，前後の文と一行空けるなどして，その箇所が引用であることを示す。

例）社会学者の大澤真幸氏は，本を深く読む行為を次のように述べる。

> 本を深く読むということは，どういうことか。読むことを通じて，ある
> いは読むことにおいて，世界への〈問い〉が開かれ，思考が触発される，
> ということである。[…] よい本は，解答ではなく，〈問い〉を与えてく
> れる。
>
> （大澤, 2014: 3）

次に，「間接引用」として原文を要約して引用する場合を見てみましょう。

●ある資料を要約して引用する場合（間接引用）

引用する資料の主旨を損ねないよう，自分の言葉で述べる。

例）社会学者の大澤真幸氏は，『〈問い〉の読書術』のまえがき（2014: 3-4）
　　で，本を深く読む必要があることに触れ，この行為こそが思考を触発す
　　る，と指摘している。そして，本は情報や答えを与えてくれるだけのも
　　のではなく，〈問い〉を与えてくれるものだとも述べる。（下線部が引用
　　箇所）

　注意すべき点は，いずれの引用の場合も，資料・文献名，著者名，出版年，出
版社，出典箇所など所定の情報を明らかにし，本文内や脚注に記す必要がある
点です。また，分量が比較的少ないレポートで引用を多用すると全体のバラン
スが悪くなるため，必要最小限にしましょう。なお，注の付け方やルールは文
書の種類や専門領域によっても異なるため，留意する必要があります。

7 《実践編》 点検・添削の練習

■7-1 ルーブリックとは

　点検・添削の場面でぜひ活用していただきたいツールが**ルーブリック（自己点検評価表）**です。ルーブリックとは，レポートにふさわしい構成・内容・形式・表現となっているのかをはかるためのツールであり，各要素に分けて評価項目を表形式で示したものです。この表では，項目ごとに評価基準を定められており，到達度を数値で示すため，レポートを評価するための客観的な指標となります。

　ルーブリックは**「構成と内容」**と**「形式と表現」**の2つのパートに分かれます（表7-1）。「構成と内容」パートでは「序論・本論・結論」の3部構成で書くべき内容が書かれているか確認します。「形式と表現」パートでは，「タイトル，構成数，型，段落・パラグラフ表現，文体，誤字・脱字，適切な文」について確認します。ここであげているルーブリックの例はあくまでも一例であって，テーマや字数の設定に合わせて適宜項目を増やしてもかまいません。

　ルーブリックはレポートの準備・点検・添削・指導の場面で利用します。例えば，書く前の準備段階で使用すれば，心構えとして全体の作業の段取りを確認できます。また点検では，自分の到達度がどのあたりか客観的にとらえることもできます。

　一方，添削作業のとき，どこができているか，できていないかを書き手に具体的に示すことで，指導にも生かせます。ルーブリックを示しながら，点数の低い箇所を修正すればよりよい内容となることを説明します。

表7-1　ルーブリックの例

（構成と内容）

		3点	2点	1点	0点
字数		□± 5%未満	□±5%以上 ±10%未満	□± 10%以上 ±15%未満	□± 15%以上
序論	テーマに対する論点と答え（主張）の提示	□明確で具体的な答えがある	□答えがある	□答えが不十分である	□示していない
序論	答え（主張）に対して明確で的確な説明がある	□明確で的確な説明がある	□説明がある	□説明が不十分である	□示していない
序論	テーマに関連した背景や問題について説明がある	□明確で具体的な説明がある	□説明がある	□説明が不十分である	□示していない
本論	答え（主張）を裏付ける説得力のある具体的な事例をあげている	□説得力のある具体的な事例が1つ以上ある	□具体的な事例が1つある	□的確ではない,曖昧な事例がある	□示していない
本論	答え（主張）を支える客観的な事実やデータを使用している	□主張の裏付けとなる客観的な事実やデータを的確に使用している	□客観的な事実やデータを使用している	□客観的な事実やデータが不十分である	□示していない
結論	テーマに対する答えを再度言及している	□答えに再度言及した,明確な結論がある	□簡略的であるが,答えがわかる結論がある	□答えに触れずに,結論としている	□示していない
結論	（本レポートやテーマに関する）成果と課題を明確に示している	□成果を踏まえ,今後の課題が明確である	□成果と今後の課題を述べているが,やや具体性に欠く	□成果の評価も今後の課題も曖昧である	□示していない

表 7-1　ルーブリックの例（続き）

（形式と表現）

		3点	2点	1点	0点
形式・表現	題名（タイトル）テーマに関するキーワードで構成された要約となっている	□内容の的確な要約となっており，説得力があり，わかりやすい表現となっている	□内容との整合性はあるが，説明不足のため表現に工夫が必要である	□内容やキーワードとの整合性がない	□示していない
	構成（段落・パラグラフ分け）	□3〜5	□2，6以上	□1	□構成が整っていない
	型　内容が的確で，論理の階層構造がわかる	□序論，本論，結論が正しく分かれている	□序論，本論，結論に分かれているが，分け方に間違いがある	□序論，本論，結論のいずれかに結合がある	□序論，本論，結論の区別がない
	段落（パラグラフ）冒頭で1文字空ける。接続表現を用いて連結を図る	□適切な接続表現を用いて，段落内も段落間も連結している	□段落の形式はできているが，接続表現の使い方が不十分である	□冒頭で1文字空けるルールができていない	□示していない
	文体　常体（だ・である調）	□常体で統一	□敬体で統一	□常体・敬体が混在	□話し言葉あり
形式・表現	誤字・脱字	□0	□1〜2	□3	□4以上
	適切な文（句読点・主述の一致・文の長さ・文法的な正しさ）	□不適切な部分はない	□不適切な部分は少ない	□不適切な部分が多い	□不適切な部分がかなり多い

■7-2 ルーブリックを活用した点検・添削の練習

では，ルーブリックを使った点検・添削作業を実際にしてみましょう。

ワーク1

次のレポートは以下の課題に対して提出されたものです。第5章で学んだ「レポートの読み方」を確認し，表7-1に示したルーブリックを使って点検してください。

「あなたが大切にしている看護とは」をテーマに800字のレポートを書きなさい。

現在の部署の役割から考える大切な看護について

○○病院　　○○　○○

　私は看護師となり，15年を経過し，今年の4月から患者支援センターにて，退院支援看護師への部署移動した。ここでは，医療や看護，介護が必要な患者に対して，患者が抱える問題を，入院時からアセスメント・マネジメントし，患者の望む生活の場への意向を支援することであり，重要な課題だと認識している。そこで，私の大切にしている看護とは，患者とその家族が在宅で地域で自分らしく過ごせるよう支援することにほかならない。退院支援は，地域包括ケア推進のための取り組み強化開始された。2013年，厚生労働省による「入退院支援加算」が新設されたため，看護師や他業種との連携により，退院支援を担うための期待もある。私の役割は患者が病気になり入院しても，住み慣れた地域で継続して生活できるよう，入院前からの支援の強化や退院時の地域の関係者との連携を推進するなど，切れ目のない支援となるための評価を見直すことである。新しい制度でもあり，実際

の現場ではスタッフもかつかつの業務で，十分にできない可能性があるのではないかと考えている。

例えば，退院支援看護師として，組織の中で横断的に他部署のスタッフや異業種と連携して問題解決する場面では，地域のサービス提供者との連携がうまくできないために，患者や家族の意向がよくわからなかったことがある。入院前から患者と親しい訪問看護師やケアマネジャーさんは，すでに患者との信頼関係を気づき，その信頼関係のもと，退院後までの方向性が共有できてきた。むしろ，私は新任の立場にあって誰の意向を優先すればよいのか，患者や家族の十分な情報が得られないままだった。その結果，これでよかったのか？もっと他に良い方法があったのではなかったのか？と自身がなく，悩みも多かったです。

　ですが，患者と家族が求めていることを引き出すためにも，できるだけ時間をかけ，丁寧な会話を心がけたい。患者とその家族が退院して，家庭や地域で安心安全に自分らしく過ごせるよう，コミュニケーションを頑張って心がけたい。

（本文 834 字）

参考資料
厚生労働省（2018）「平成 30 年度診療報酬改定の概要」〈https://www.jadia.or.jp/pdf/tokuteigaiyou.pdf（最終確認日：2022 年 3 月 20 日）〉
佐藤知子・伊藤隆子（2020）「新任の退院支援看護師の経験する実践上の困難と対処」『医療看護研究』26，pp.25-35.

ワーク 2
第 4 章，第 6 章で学んだことを踏まえて，ワーク 1 のレポートを添削してください。

（回答例）

現在の部署の役割から考える大切な看護について

〇〇病院　　〇〇　〇〇

　　私は看護師となり，15 年を経過し，今年の４月から患者支援センターにて，退院支援看護師への部署移動した。ここでは，医療や看護，介護が必要な患者に対して，患者が抱える問題を，入院時からアセスメント・マネジメントし，患者の望む生活の場への意向を支援することであり，重要な課題だと認識している。そこで，私の大切にしている看護とは，患者とその家族が在宅で地域で自分らしく過ごせるよう支援することにほかならない。退院支援は，地域包括ケア推進のための取り組み強化開始された。2013 年，厚生労働省による「入退院支援加算」が新設されたため，看護師や他業種との連携により，退院支援を担うための期待もある。私の役割は患者が病気になり入院しても，住み慣れた地域で継続して生活できるよう，入院前からの支援の強化や退院関係者との連携を推進するなど，切れ目のない支援となるための計画を立てることである。新しい制度でもあり，実際の現場ではスタッフもかつかつの業務で，十分にできない可能性があるのではないかと考えている。例えば，退院支援看護師として，組織の中で横断的に他部署のスタッフや異業種と連携して問題解決する場面では，地域のサービス提供者との連携がうまくできないために，患者や家族の意向がよくわからなかったことがある。入院前から患者と親しい訪問看護師やケアマネジャーさんは，すでに患者との信頼関係を気づき，その信頼関係のもと，退院後までの方向性ができてきた。むしろ，私は新任の立場にあって誰の意向を優先すればよいのか，患者や家族の十分な情報が得られないままだった。その結果，これでよかったのか？もっと他に良い方法があったのではなかったのか？と自身がなく，悩みも多かったです。
　　ですが，患者と家族が求めていることを引き出すためにも，できるだけ時間をかけ，丁寧な会話を心がけたい。患者とその家族が退院して，家庭や地域で安心安全に自分らしく過ごせるよう，コミュニケーションを頑張って心がけたい。

注釈（添削コメント）

- 主張からキーワードを抽出できていない
- が
- 答えの部分だが具体的な説明が必要。日本語がおかしい。
- 日本語がおかしい
- 日本語がおかしい
- として
- 移行？
- 不適切な語
- 誤った情報
- として
- 一字下げができていない
- 不適切な語
- 築き
- 不要
- いた
- 書き方を工夫する
- 不適切な接続詞
- 常体にする
- 自信
- 話し言葉
- 同じ語尾の繰り返し
- 答えの部分だが序論部の答えと内容が少し違っている。

あとがき

　思い起こせば，2012 年にはじめて静岡県看護協会にて，認定看護管理者教育課程ファーストレベル研修科目「論文の書き方」を担当させていただきました。普段は大学生に向けた講義を行う異業種の身で，看護師のみなさんに向けた講義が務まるだろうか，と最初は不安と緊張の気持ちでいっぱいでした。

　それから 10 年を経た現在，「レポートの書き方」「論理的思考」「小論文の書き方」「問題解決技法」の科目を担当させていただく中で，少なくとも千名以上のレポート・小論文を読み，それらを添削し，評価する機会にも恵まれました。また，研修後に提出される学習ノートや受講アンケートによるフィードバックもあり，受講生の方々の書くことに対する真摯な悩みや課題についても多くのヒントをいただきました。受講生のみなさんが抱える書くことへの悩みやプレッシャーを軽くしたいという思いに加え，研修をよりよい内容にしたいと長らく考えていたのですが，10 年目にしてようやく本書の出版までたどり着きました。

　本書では，書くことの基本的な知識やスキルについて要点を絞り，なるべくコンパクトにお伝えできるよう努めました。本書を通じてみなさんの書くことに対する気持ちが少しでも前向きに，ポジティブなものへと変わることを願っています。

　最後に，研修にあたっていつも多大なご尽力をいただく静岡県看護協会様，同協会教育研修部の諸先生，職員の皆様はじめ，浜松医科大学医学部附属病院看護部の教育担当者様，そして，これまで真面目にときに楽しく私の講義におつきあいくださった多くの受講生のみなさんに感謝の意を込め，厚く御礼申し上げます。有難うございました。

2023 年 3 月吉日　葉口　英子

引用・参考文献

阿部紘久（2010）『文章力の基本100題』光文社

飯田　隆（2019）『日本語と論理──哲学者，その謎に挑む』NHK出版

井上尚美（1989）『言語論理教育入門──国語科における思考』明治図書出版

井下千以子（2019）『思考を鍛えるレポート・論文作成法（第3版）』慶應義塾大学出版会

井部俊子（2018）『看護師のための文章ノート』日本看護協会出版会

上野郁江（2018）『才能に頼らない文章術──「編集の文法チェックシート」でマスター』ディスカヴァー・トゥエンティワン

上野千鶴子（2018）『情報生産者になる』筑摩書房

大澤真幸（2014）『〈問い〉の読書術』朝日新聞出版

学習技術研究会［編］（2019）『知へのステップ──大学生からのスタディ・スキルズ　第5版』くろしお出版

狩野光伸（2015）『論理的な考え方伝え方──根拠に基づく正しい議論のために』慶應義塾大学出版会

木南法子（2008）『論理的で正しい日本語を使うための技術とトレーニング──スピーチ・面接・小論文に有効な日本語力』ベレ出版

木下是雄（1994）『レポートの組み立て方』筑摩書房

厚生労働省（2020）『2019年（令和元年）雇用動向調査結果の概況』〈https://www.mhlw.go.jp/toukei/itiran/roudou/koyou/doukou/20-2/dl/gaikyou.pdf（2023年2月28日閲覧）〉

厚生労働省医政局看護課（2011）『資料2　看護職員就業状況等実態調査結果』〈https://www.mhlw.go.jp/stf/houdou/2r98520000017cjh-att/2r98520000017cnt.pdf（2023年2月28日閲覧）〉

小林美亜・鐘江康一郎（2014）『ナースマネジャーのための問題解決術──マネジメントの質を高める！』医学書院

佐渡島沙織・オリベイラ, ディエゴ・嶼田大海・デルグレゴ, ニコラス（2020）『レポート・論文をさらによくする「引用」ガイド』大修館書店

全国保険医団体連合会（2018）『看護職員不足に対する保団連提言』〈https://hodanren.doc-net.or.jp/news/teigen/180214_teigen_kango.pdf（2023年2月28日閲覧）〉

髙谷　修（2017）『看護学生のためのレポート・論文の書き方──正しく学ぼう「書く基本」「文章の組み立て」第6版』金芳堂

竹田茂生・藤木　清（2007）『大学生と新社会人のための知のワークブック』くろしお出版

戸田山和久（2022）『最新版 論文の教室──レポートから卒論まで』NHK出版

名古屋大学教育学部附属中学校・高等学校国語科（2014）『はじめよう, ロジカル・ライティング』ひつじ書房

西村克己（2010）『論理的な書き方が身につく本——発想から構成，説得ストーリーの作成まで』PHP 研究所

日本看護協会（2007）『看護にかかわる主要な用語の解説』〈https://www.nurse.or.jp/home/publication/pdf/guideline/yougokaisetu.pdf（2023 年 2 月 28 日閲覧）〉

日本看護協会広報部（2021）『2020 年病院看護実態調査結果』〈https://www.nurse.or.jp/up_pdf/20210326145700_f.pdf（2023 年 2 月 28 日閲覧）〉

日本看護協会広報部（2022）『2021 年病院看護・外来看護実態調査結果』〈https://www.nurse.or.jp/up_pdf/20220401121744_f.pdf（2023 年 2 月 28 日閲覧）〉

野矢茂樹（2006）『新版 論理トレーニング』産業図書

野矢茂樹（2018）『増補版 大人のための国語ゼミ』筑摩書房

葉口英子（2022-23）「連載記事 分かりやすく説得力のある文章を書く力と文書を書くスキル」『臨床老年看護』29(1): 65-70, 29(3): 83-88, 29(5): 78-82, 30(1): 89-94, 日総研

葉口英子（2023）「レポートの書き方」ノートルダム清心女子大学人間生活学科［編］『よくわかる大学生のための研究スキル』大学教育出版

古郡廷治（2006）『論文・レポートの文章作成技法——論理の文章術』日本エディタースクール出版部

古郡廷治（2014）『文章ベタな人のための論文・レポートの授業』光文社

文化庁文化審議会国語分科会（2020）『新しい「公用文作成の要領」に向けて（報告）』〈https://www.bunka.go.jp/seisaku/bunkashingikai/kokugo/hokoku/pdf/92895101_01.pdf（2023 年 2 月 28 日閲覧）〉

前田由美子（2019）『医療関連データの国際比較——OECD Health Statistics 2019』〈https://www.jmari.med.or.jp/download/RE077.pdf（2023 年 2 月 28 日閲覧）〉

水戸美津子（2020）『ナースのためのレポートの書き方——仕事で使える「伝わる文章」の作法 第二版』中央法規出版

峰高久明・葛西太郎・神田邦彦・矢口郁子（2013）『中学総合的研究 国語 三訂版』旺文社

文部科学省（2017）『【国語編】中学校学習指導要領』〈https://www.mext.go.jp/component/a_menu/education/micro_detail/__icsFiles/afieldfile/2019/03/18/1387018_002.pdf（2023 年 2 月 28 日閲覧）〉

Robert, Ennis（1991）Critical Thinking: A Streamlined Conception, *Teaching Philosophy*, 14(1): 5-25.

Sue, Palmer（2010）*How to Teach Writing Across the Curriculum: Ages 8-14*, Routledge.

索　引

著者紹介

葉口 英子（はぐち ひでこ）
ノートルダム清心女子大学人間生活学部・准教授

【略歴】金沢大学大学院教育学研究科修士課程修了。京都大学大学院人間・環境学研究科博士後期課程満期退学。専門はメディア論，大衆文化論。2006年より静岡産業大学に着任。2012年より静岡県看護協会研修「認定看護管理者教育課程ファーストレベル」「専任教員養成講習会」「看護職員実習指導者講習会」にて「論理的思考」「レポートの書き方」「問題解決術」等の科目を担当，現在に至る。2017年より浜松医科大学医学部附属病院看護職員研修「レポートの書き方」，2021年より静岡市立清水看護専門学校「助産学研究・小論文の書き方」の講師を担当。

【主な著書】『知のリテラシー 文化』（2007）ナカニシヤ出版．『広告の文化論』（2006）日経広告研究所．The Interaction between Music and Visuals in Animated Movies: A case Study of 'Akira' (2014) *Made in Japan: Studies in Popular Music*, Routledge. 他論文多数。2022年1月より『臨床老年看護』（日総研グループ）「分かりやすく説得力のある文章を書く力と文書を書くスキル」の連載記事を執筆中。

看護師のための伝わる文章・文書作成ガイドブック
論理的思考で書くスキルを鍛えよう

2023年4月30日　初版第1刷発行

著　者　葉口英子
発行者　中西　良
発行所　株式会社ナカニシヤ出版
〒606-8161　京都市左京区一乗寺木ノ本町15番地
　　　　　　　Telephone　　075-723-0111
　　　　　　　Facsimile　　075-723-0095
Website　http://www.nakanishiya.co.jp/
Email　iihon-ippai@nakanishiya.co.jp
　　　　　　　郵便振替　01030-0-13128

装幀＝白沢　正／印刷・製本＝ファインワークス
Copyright © 2023 by H. Haguchi
Printed in Japan.
ISBN978-4-7795-1738-9